ナーシング・ポケットマニュアル

母性看護

(第2版)

村本淳子・﨑山貴代 編著

MATERNITY
NURSING

医歯薬出版株式会社

＜執筆者一覧＞

●編　集

村本　淳子　　三重県立看護大学名誉教授
むらもと　じゅんこ

﨑山　貴代　　前愛媛大学大学院医学系研究科看護学専攻教授
さきやま　たかよ

●執　筆（五十音順）

﨑山　貴代　　編集に同じ
さきやま　たかよ

佐藤　里絵　　三重県立総合医療センター産婦人科・NICU 病棟師長
さとう　りえ

高橋　有美　　聖母会聖母病院産科棟
たかはし　ゆみ

二村　良子　　四日市看護医療大学看護医療学部教授
にむら　りょうこ

村本　淳子　　編集に同じ
むらもと　じゅんこ

和智志げみ　　北里大学看護学部講師
わちしげみ

はじめに

　本書は，周産期医療にかかわる看護学生・看護師の方々に向けて，手技のみならず，看護の基本をふまえた思考力と判断力をもち，それらに基づいた看護実践を目指していただきたいとの思いから生まれました．

　本書の原型『看護過程にそったポケッタブル・マニュアル　母性看護』の発行から約30年が経過しました．2008年には内容の大幅な見直しとさらなる充実を図り，『ナーシング・ポケットマニュアル　母性看護』が発行され，実践の場でご活用いただいております．

　この間，周産期医療を取り巻く環境は大きく変化しました．少子化が進み，女性の生き方や価値観のみならず，家族のあり方も多様化してきています．高齢出産や不妊治療後妊娠，合併症を伴ったハイリスク事例も増えています．このような変化のなかで，求められるケアも多様化・個別化し，より専門的かつ質の高い看護実践能力（思考力，判断力，実践力）が必要とされています．そこで本書も今日の臨床や看護実践に合わせて内容を見直し，このたび第2版をお届けすることとなりました．

　第2版は，各期の「アセスメント（経過の診断）」と「支援」を大きな柱として構成しています．「アセスメント」においてはアセスメントポイント（情報収集の視点）とアセスメントに必要な技術に分けて解説しています．「支援」では，支援の場面や目的，対象となる妊産婦・新生児の状態に合わせたさまざまな支援例を示しています．また，支援における思考・判断の道筋が見えるよう，アセスメントポイントの整理⇒健康課題の抽出⇒計画の立案（目標と具体策の設定）⇒具体策に沿った実践・手技⇒評価という流れに沿って構成しました．さらに，周産期医療の現状をふまえ，メンタルヘルスや不妊治療後妊娠など新たなテーマを追加しています．

　本書を実践の場で効果的に使っていただき，質の高い看護実践の一助となることを願っています．改訂に際し，多大なご助力をいただきました医歯薬出版編集部の皆さまに深く感謝いたします．

2021年8月　編者

装丁・本文デザイン　株式会社トライ

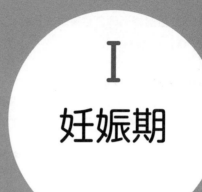

I

妊娠期

1）妊娠経過のアセスメントポイント

（1）妊娠初期

●**妊娠は成立しているか**

・**無月経**：予定月経の開始時期になっても月経が始まらないか

・**腟分泌物の量や性状の変化**：濃厚，粘稠，白色乳汁様の帯下の増加がみられるか

・**悪心，食欲不振，嘔気，嘔吐**（妊娠 5 週頃から始まり，妊娠 14〜16 週には自然に治まる）

・**尿意頻数**：顕著な頻尿がみられるか

・**乳房の変化**：乳房緊満感，乳頭過敏感，乳房乳頭の色素沈着がみられるか

・**腟・外陰部の変化**：大小陰唇の肥大，色素沈着，湿潤，腟粘膜のリビド着色（青紫）などがみられるか

・**子宮の変化**：子宮体の軟化，ピスカチェック徴候（着床部位の膨隆）がみられるか

・**基礎体温の高温相持続**：高温相が 20 日以上持続しているか

・**免疫学的妊娠反応陽性**：尿中のヒト絨毛性ゴナドトロピン（human chorionic gonadotropin；hCG）が検出されるか

・**超音波断層法による胎囊，胎児心拍，胎児心音の確認**：5〜7 週で胎囊（gestational sac；GS），6〜7 週で胎児心拍（fetal heart beat；FHB），8〜12 週で胎児心音（fetal heart sound；FHS）が確認できるか

●**妊娠時期はいつか**（**表 1-1**）

●**健康歴からリスク因子は抽出されるか**

・**検査所見**：妊娠初期に必要な検査を受け，結果に異常がみられないか（**図 1-1**）

- **疾患名，治療内容**
  - 妊娠経過に影響を及ぼす全身疾患はないか
  - 生殖器系疾患はないか
- **初経，月経周期，持続日数，随伴症状，最終月経**
  - 初経はいつか
  - 月経異常はないか
  - 最終月経およびその先行月経の開始日はいつか

表 1-1　妊娠期間の分類・区分

妊娠期間	数え	満		区分
	月数	週数	日数	
妊娠初期 ～13 週 6 日	第 1 月	0	0～6	←最終月経開始日を 0 日とする（WHO の定義）
		1	7～13	
		2	14～20	
		3	21～27	早期流産（～11 週 6 日）
	第 2 月	4～7	28～55	
	第 3 月	8～11	56～83	
妊娠中期 14 週 0 日～ 27 週 6 日	第 4 月	12～13	84～111	後期流産 （12 週 0 日～21 週 6 日）
		14～15		
	第 5 月	16～19	112～139	
	第 6 月	20～21	140～167	
		22～23		早期産 （22 週 0 日～36 週 6 日）
	第 7 月	24～27	168～195	
妊娠後期（末期） 28 週 0 日～	第 8 月	28～31	196～223	
	第 9 月	32～35	224～251	
	第 10 月	36	252～258	
		37	259～265	正期産 （37 週 0 日～41 週 6 日）
		38	266～272	
		39	273～279	
	第 11 月	40	280～286	←分娩予定日は満 280 日 （40 週 0 日）
		41	287～293	
		42	294～300	過期産（42 週 0 日～）

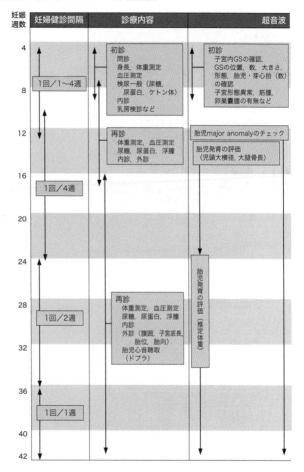

図1-1 妊婦定期健康診査と検査のスケジュール

（日本産科婦人科学会：産婦人科研修の必修知識 2016-2018. 日本産科婦人科学会,

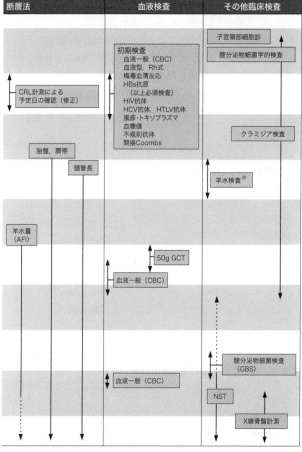

断層法	血液検査	その他臨床検査
		子宮頸部細胞診
	初期検査 血液一般（CBC） 血液型，Rh式 梅毒血清反応 HBs抗原 （以上必須検査） HIV抗体 HCV抗体，HTLV抗体 風疹・トキソプラズマ 血糖値 不規則抗体 間接Coombs	腟分泌物細菌学的検査
CRL計測による 予定日の確認（修正）		
		クラミジア検査
胎盤，臍帯		
頸管長		羊水検査*
羊水量 （AFI）		
	50g GCT	
	血液一般（CBC）	
		腟分泌物細菌検査 （GBS）
	血液一般（CBC）	NST
		X線骨盤計測

＊は希望者のみに実施

p.124，2016 より許諾を得て転載）

- **・不妊，過去の妊娠・分娩の経験**
  - ・不妊の期間や不妊治療の経験はあるか
  - ・過去に妊娠・分娩の経験はあるか（回数・分娩様式）
  - ・過去の妊娠で，妊娠，分娩，産褥，新生児に異常はないか
- **・両親，同胞，血族が罹患した疾患，遺伝的背景，近親婚**
  - ・妊婦の健康状態や胎児・新生児の発育，健康に影響を及ぼす家族の疾患はないか
  - ・近親婚はないか
  - ・実母，姉妹の妊娠・分娩の異常はないか
- **●現在の健康状態に問題はないか**
- **・年　齢**
  - ・若年（19 歳以下）初産ではないか
  - ・高年（35 歳以上）初産ではないか
- **・体　格**
  - ・低身長（145 cm 以下）ではないか
  - ・やせ（BMI* 18.5 未満）・肥満（BMI 25 以上）ではないか
  - ＊：BMI（body mass index）の計算式は**体重（kg）/身長（m）^{2}**
  - ・非妊時からの体重の増減はどれくらいか（**表 1-2**）

表 1-2　妊娠中の体重増加指導の目安

妊娠前の体格*	体重増加量指導の目安
低体重（やせ）：BMI 18.5 未満	12～15kg
ふつう：BMI 18.5 以上 25.0 未満	10～13kg
肥満（1 度）：BMI 25.0 以上 30.0 未満	7～10kg
肥満（2 度以上）：BMI 30.0 以上	個別対応（上限 5kg）

（厚生労働省：妊娠前からはじめる妊産婦のための食生活指針　解説要領．令和 3 年 3 月より引用）
＊：日本肥満学会の肥満度分類に準じた.

- ・**身体所見**
  - ・発熱はないか
  - ・血圧は収縮期 140 mmHg 未満，拡張期 90 mmHg 未満か
  - ・全身に異常はないか
- ●**日常生活で基本的ニーズは充足されているか**
- ・**栄養と食事**
  - ・非妊時の食習慣はどのようであったか
  - ・食欲は変化したか
  - ・つわりによる食習慣の変化はあるか
  - ・何をどのくらい，どのような食べ方をしているか
- ・**嗜　好**
  - ・非妊時，喫煙の習慣はあったか（本数）
  - ・妊娠後，喫煙習慣に変化はあるか
  - ・非妊時，飲酒の習慣はあったか
  - ・妊娠後，飲酒習慣に変化はあるか
- ・**排　泄**
  - ・非妊時の排泄状態はどうであったか
  - ・妊娠後，排尿・排便パターンは変化したか
- ・**姿勢と運動**
  - ・非妊時の運動習慣はどのようであったか
- ・**休息と睡眠**
  - ・睡眠時間，休憩時間はどのくらいか
  - ・睡眠や休息を妨げる要因はないか
- ・**清　潔**
  - ・非妊時の清潔の習慣はどのようであったか
- ・**衣　服**
  - ・吸湿性に優れた素材か
  - ・身体の一部を締めつけないデザインか

- **性生活**
  - 性生活のパターンの変化はあるか
  - 性交への不安，苦痛，不快はないか
  - パートナーとの性的関係は満足か，不一致はないか
- **住居環境**
  - 居住地に大気汚染，水質汚濁，騒音，振動などはないか
  - 通院や買い物の利便性はどうか
  - 住居形態，広さ，日照などの条件は妊婦や乳児の生活に制約や支障がないか
- **就 労**
  - 危険を伴う業務，過剰労働はないか
  - 職場の妊娠・出産に関する保護規定はどの程度整備されているか
  - 通勤所要時間，通勤手段に伴う負担要因はないか

● **心理的適応・対処は適切か**

- **母親役割獲得**
  - 妊娠は計画的であったか
  - 妊娠が確定したときの気持ちはどのようであったか
- **妊娠に伴う心理的変化と対処**
  - 妊娠初期に特徴的な情緒的変化があるか
  - 妊娠に伴う身体的変化および生活の変化は，妊娠に対する気持ちに影響を及ぼしているか
  - セルフケアや生活変化について現実的に検討し，取り組めるか
- **パーソナリティ**
  - 性格の特性はどのようであるか
  - 人格的成熟度，知的理解度はどの程度か
  - 養育経験，育児経験，その他の過去の人生経験はどのようであるか

●**周囲の人々との関係・援助は適切か**

・**コミュニケーション**

　・周囲の人々とのコミュニケーションに支障はないか

　・コミュニケーションを阻害する因子はないか

　・妊婦健診，保健相談などの母子保健医療サービスについて理解
　　しているか

・**家族との関係**（家族形態，家族間の人間関係，家族の支援）

　・夫あるいはパートナーはいるか，同居し生活をともにしている
　　か，同居者は誰か

　・家族間の人間関係はどのようであるか

　・妊娠に対する家族の反応はどうか，その反応を妊婦はどう受けと
　　めているか

　・家族から期待する援助を受けているか

　・必要時に支援を求められる家族が近くにいるか

　・経済的に問題はないか

・**地縁関係，交友関係**

　・妊娠・出産・育児のライフサイクルにある人々が近所にいるか

　・妊娠・出産・育児について相談できる知人，友人はいるか

1）妊娠経過のアセスメントポイント

（2）妊娠中期

● **妊婦および胎児の健康状態は順調か**

・**自覚症状**

　・不快症状（便秘，めまい，ふらつきなど），異常を示す自覚症状（性器出血，下腹痛，腹部緊満感など）はないか

　・胎動の初覚，自覚はあるか

・**身体所見**（バイタルサイン，体重，乳房，腹部，四肢）

　・発熱はないか

　・収縮期血圧 140 mmHg 未満，かつ拡張期血圧 90 mmHg 未満を示しているか，妊娠初期からの変動はないか

　・非妊時からの体重増加はどれくらいか（p.6 の**表 1–2** 参照）

　・初乳の分泌はみられるか

　・乳頭の大きさ，形は児が吸啜しやすい状態か

　・腹囲，子宮底長は妊娠時期相当か

　・腹部の緊張はないか

　・静脈瘤，浮腫，手指の知覚異常はないか

・**検査所見**

　・妊娠中期までに必要な検査を受け，結果に異常がみられないか（p.4 の**図 1–1** 参照）

● **日常生活で基本的ニーズは充足されているか**

・**栄養と食事**

　・食欲は変化したか

　・何をどれくらい，どんな食べ方をしているか

・**排　泄**〔妊娠初期のアセスメントポイント（p.7）に準ずる〕

- **姿勢と運動**
  - 正しい動作，姿勢をとっているか
  - 適度な運動をしているか
- **休息，睡眠**
  - 睡眠や休息は十分にとっているか
  - 睡眠や休息を妨げる要因はないか
- **清　潔**
  - 全身の皮膚，外陰部の清潔が保たれているか
- **衣生活**
  - 適切な衣服を着用しているか
  - 適切な履物を履いているか
- **性生活**〔妊娠初期のアセスメントポイント（p.8）に準ずる〕

●**心理的適応状態・対処は適切か**

- **母親役割獲得**
  - 胎児に対する気持ちはどのようであるか
  - 分娩や育児のための準備を始めたか
  - （経産婦の場合）上の子どものための準備を始めたか
- **妊娠に伴う心理的変化と対処**
  - 妊娠中期に特徴的な情緒的変化があるか

●**周囲の人々との関係・援助は適切か**

- **コミュニケーション**
  - 妊婦健診を定期的に受け，医療従事者とのコミュニケーションはスムーズか
- **家族との関係**
  - 家族やパートナーとの関係に葛藤はないか
  - 胎児に対する家族の反応をどのように受けとめているか
  - 家族から必要な援助を受けているか

1) 妊娠経過のアセスメントポイント

(3) 妊娠後期

● **妊婦および胎児の健康状態は順調か**

・**自覚症状**

　・不快症状（便秘，静脈瘤，下肢けいれん，ふらつき，腰背部痛，外陰部掻痒感など），異常を示す症状（性器出血，破水感，腹痛，浮腫，頭痛など）はないか

　・胎動を自覚しているか

・**身体所見**（バイタルサイン，体重，頭部，腹部，四肢，外陰部，腟，子宮頸部，胎児下降度・下向部）

　・バイタルサイン・体重増加量〔妊娠中期のアセスメントポイント（p.10）に準ずる〕

　・腹囲，子宮底長は妊娠時期相当か（p.16～17 参照）

　・他覚的な腹部の緊張はないか

　・胎位，胎向はどうか

　・会陰の伸展性はどうか

　・腟の伸展性はどうか

　・血性分泌物はあるか

　・子宮腟部は短縮しているか

　・子宮頸管の熟化，開大の有無，程度はどうか

　・胎児下向部の種類は何か（p.18～19 参照）

　・胎児下降度はどのくらいか（p.18～19 参照）

・**検査所見**

　・妊娠後期までに必要な検査を受け，結果に異常がみられないか（p.4 の**図 1-1** 参照 ）

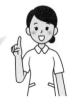

●**日常生活で基本的ニーズは充足されているか**〔妊娠中期のアセスメントポイント（p.10〜11）に準ずる〕

・**栄養と食事**

　・食欲は変化したか

　・胃もたれ，胸やけなどによる食生活への影響はあるか

　・何をどのくらい，どのような食べ方をしているか

・**就　労**

　・産前産後の休暇，育児休暇など，出産のための仕事に関する計画や準備は整っているか

　・疲労は蓄積していないか

・**その他**〔妊娠初期・中期のアセスメントポイント（p.2〜11）に準ずる〕

●**心理的適応状態・対処は適切か**

・**母親役割獲得**

　・胎児に対する気持ちはどのようであるか

　・分娩や育児のための準備は整っているか

・**妊娠に伴う心理的変化と対処**

　・妊娠後期に特徴的な情緒的変化があるか

●**周囲の人々との関係・援助は適切か**〔妊娠中期のアセスメントポイント（p.11）に準ずる〕

胎児の発育状態のアセスメントでは，子宮底長や腹囲に加えて，超音波検査による推定体重（大横径，腹囲，大腿骨長より算出）も確認しましょう.

2) 妊娠経過のアセスメントに必要な技術

(1) 分娩予定日の算定

● **最終月経からの算出方法（ネーゲレ概算法）**

最終月経の初日に 7 日を加え，最終月経の月から 3 を引くか 9 を加えることにより算出する（**表 1-3**）．簡易的な方法であるため，最終月経 1 日目から正確に 280 日後を示さず，1〜3 日の誤差が生じる

● **基礎体温による算出方法**

基礎体温表から排卵日を推定し，排卵日に 266 日を加えた日を分娩予定日とする

● **超音波断層法による測定値からの算出方法**

超音波断層法による測定値から現時点の妊娠週数を推定し，分娩予定日を算出する

・**胎嚢（gestational sac；GS）**：妊娠 5 週でほぼ 100％確認できる

・**頭殿長（crown-rump length；CRL）**：妊娠 8〜10 週後半は妊娠週数との相関が高い（**表 1-4**）

・**児頭大横径（biparietal diameter；BPD）**：妊娠 11 週以降 20 週

表 1-3　ネーゲレ概算法による分娩予定日の計算方法

	最終月経の初日が 3 月以前	最終月経の初日が 4 月以降
分娩予定月	最終月経の月 + 9	最終月経の月 - 3
分娩予定日	最終月経の日 + 7	
例	最終月経 2021 年 1 月 1 日 ⇒分娩予定日は 2021 年 10 月 8 日	最終月経 2021 年 5 月 1 日 ⇒分娩予定日は 2022 年 2 月 8 日

までは計測による判断が可能である

●性交日からの算出方法

性交日に 266 日を加えた日を分娩予定日とする

●胎動初覚日からの算出方法

胎動初覚日の月に 4 を加え，日に 20 を加える

表 1-4 頭殿長（CRL：単位 mm）による妊娠日数の推定（50%タイル）

CRL	妊娠週数	CRL	妊娠週数	CRL	妊娠週数
13	8W＋0	24	9W＋3	35	10W＋5
14	8W＋1	25	9W＋4	36	10W＋5
15	8W＋2	26	9W＋5	37	10W＋6
16	8W＋3	27	9W＋6	38	11W＋0
17	8W＋4	28	10W＋0	39	11W＋0
18	8W＋5	29	10W＋0	40	11W＋1
19	8W＋6	30	10W＋1	41	11W＋2
20	9W＋0	31	10W＋2	42	11W＋2
21	9W＋1	32	10W＋3	43	11W＋3
22	9W＋2	33	10W＋3		
23	9W＋2	34	10W＋4		

（日本超音波医学会用語診断基準委員会：超音波胎児計測の標準化と日本人の基準値.
超音波医学，30（3）：419，2003 より許諾を得て転載，一部改変）

2) 妊娠経過のアセスメントに必要な技術

(2) 腹囲・子宮底長の測定

●**腹囲の測定：臍周囲を測定する**

・排尿がすんでいるか確認する

・膝関節を屈曲してもらう

・腰部を挙上してもらいながら，背部にメジャーを通す

・メジャーは診察台と垂直になるようにあてる（**図1-2**）

・膝関節を伸展してもらう

・呼気時に目盛りを読む

●**子宮底長の測定：恥骨結合上縁から子宮底最高部までの長さを測定する**

・膝関節を屈曲してもらう

・子宮底最高部を確認する

・膝関節を伸展してもらう

・恥骨結合上縁中央部にメジャーの0点を固定し，子宮底最高部までの距離を腹壁の弯曲に沿って測定する（**図1-3**）

・子宮底長がおおよそ妊娠週数に対応しているか確認する（**表1-5**）

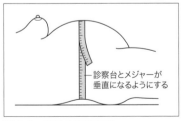

診察台とメジャーが垂直になるようにする

図1-2 腹囲の測定方法

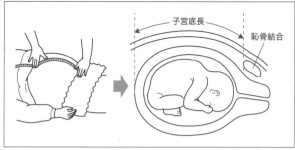

図 1-3　子宮底長の測定法

表 1-5　妊娠週数と子宮底長

妊娠月数 （か月）	妊娠週数 （週末）	恥骨結合上縁から 子宮底最高部までの長さ	子宮底長の概算法
4	15	12 cm	妊娠月数×3
5	19	15 cm	
6	23	18〜21 cm	妊娠月数×3＋3
7	27	21〜24 cm	
8	31	24〜28 cm	
9	35	28〜32 cm	
10	39	32〜35 cm	

2) 妊娠経過のアセスメントに必要な技術

(3) レオポルドの触診法

	手　技	観察内容
第1段		子宮底の位置，高さ，形，胎児部分（胎位） ▶児頭：胎児のどの部分よりも大きく，硬い球形で浮球感がある ▶殿部：柔らかい不整形で表面にデコボコがある
		方　法
		診察者は妊婦の右側に妊婦と向かい合わせに立つ．両手を少し弯曲させて指先を合わせ，小指側を子宮底にあてて静かに圧する

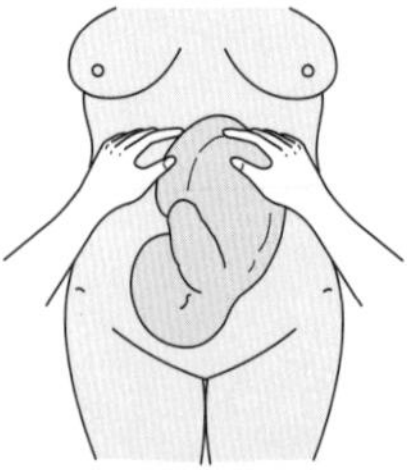

	手　技	観察内容
第2段		胎向（児背・小部分の向き），胎動，子宮の形状，大きさ，緊張度，羊水量 ▶児背：長い板状に触れ，弓状に弯曲し移動性がない ▶小部分：児背の反対側にあり，棒状または数個の小結節として触れる
		方　法
		子宮底にあてた両手を左右の子宮壁に沿って下方にすべらせ子宮の両側壁にあて，手掌全体で左右交互に子宮の側壁を圧する

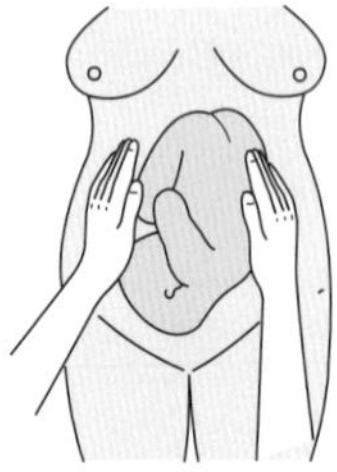

図1-4　レオポルドの触診法

手 技	観察内容
第3段	胎児下向部の種類（頭位か否か），大小，移動性，骨盤内進入状況，浮球感など
	方 法
	片手（右手）を恥骨結合上部に移し，母指と他の4指でその部分にある胎児の下向部をはさむようにする

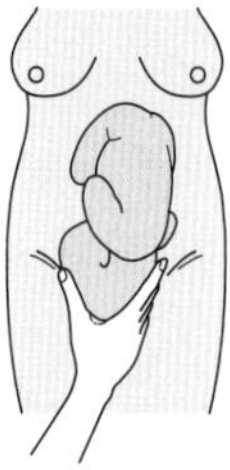

手 技	観察内容
第4段	胎児下向部の骨盤内進入状況
	方 法
	診察者は妊婦の足元のほうに向きを変え，恥骨結合上で両手指を揃え軽く弯曲させて下向部をはさむようにする

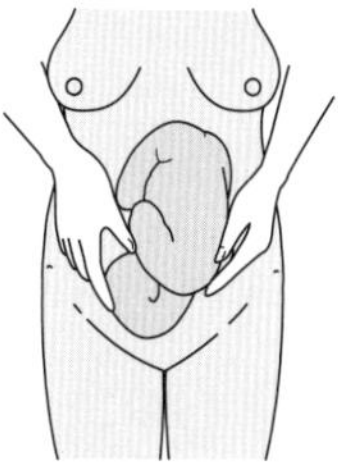

図1-4 レオポルドの触診法（つづき）

2) 妊娠経過のアセスメントに必要な技術

(4) 超音波ドプラ法による胎児心音の聴取

●手　順

- ・仰臥位をとってもらう
- ・腹部を露出する
- ・膝関節を屈曲させて腹壁を弛緩させる
- ・診察者は手を温める
- ・胎位・胎向を触診する（p.18 のレオポルド第 1 段および第 2 段）
- ・超音波ドプラ装置のプローブにゼリー（潤滑剤）を塗布する
- ・超音波ドプラ装置の電源を入れる
- ・プローブを腹壁にあて，胎児心音がもっとも明瞭に聴取できる位置を確認する（**図1-5**）
- ・1 分間聴取し，胎児心拍数を確認する

  ⇒頻脈 >160 bpm，正常脈 110〜160 bpm，徐脈 <110 bpm
- ・測定後，腹壁についたゼリーを拭き取る

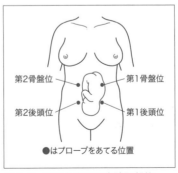

図 1-5　胎児心音の最良聴取部位

2) 妊娠経過のアセスメントに必要な技術

(5) ノンストレステスト

●ノンストレステスト（non-stress-test；NST）

ストレス（子宮収縮）を加えない状態で胎児心拍を観察し，胎児の健康状態を確認する

●手 順

・排尿をすませてもらう

・セミファーラー位をとってもらう

・分娩監視装置の電源を入れる

・胎児心拍計にゼリーを塗布し，胎児心音最良聴取部位にあててベルトで固定する（**図1-6**）.

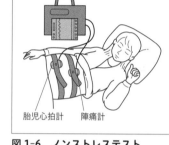

胎児心拍計　　陣痛計

図1-6　ノンストレステスト

・陣痛計を子宮底部に近く，装着が安定するところにベルトで固定する

・記録開始ボタンを押す

・子宮収縮がないことを確認し，陣痛計を0点にセットする

・記録用紙に氏名，検査開始日時など必要事項を記入する

・一過性頻脈が出現するまで（20〜40分間）行う

・終了したら胎児心拍計および陣痛計をはずし，電源を切る

・腹壁についたゼリーを拭き取る

・胎児心拍数陣痛図をもとに判定する（判定方法は p.64〜66 参照）

2) 妊娠経過のアセスメントに必要な技術

(6) 内診の介助・内診の実際

●内診の介助

- ・妊婦に排尿をすませてもらう
- ・下着をとってもらう
- ・内診台に誘導（砕石位）し，両足を布などで覆う
- ・両足を開き，口での呼吸などにより腹壁を弛緩してもらう
- ・必要であればカーテンを用いる
- ・診察終了後，外陰部を清拭する
- ・内診台から降りて衣服を整えるよう説明し，必要に応じて手伝う

●内診の実際

- ・妊婦に目的を説明する
- ・診察者は手指を消毒し，滅菌ゴム手袋を装着する
- ・妊婦の外陰部を消毒し，外陰部の視診を行う
- ・片手の母指と示指で小陰唇を開く
- ・他手の示指，中指を上下に揃え，薬指，小指は屈曲させ，静かに腟内に挿入する（**図 1-7**）
- ・診察の結果を説明する

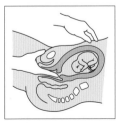

図 1-7　内診法

1) マイナートラブルへの対応

(1) つわり緩和への支援

■ アセスメントポイント

●つわりの症状は正常範囲内か

- ・悪心はあるか，どの程度か（中枢神経疾患との鑑別）
- ・症状はいつ出現するか（消化器疾患との鑑別）
- ・嘔気，嘔吐はあるか，どの程度か（腹部腫瘤・中枢神経疾患との鑑別）
- ・食欲不振はあるか，どの程度か（消化器疾患との鑑別）
- ・唾液の分泌の変化はあるか，どの程度か（つわりで増加）
- ・口渇はあるか，どの程度か（脱水の診断）
- ・バイタルサインは正常範囲内か（脱水の診断，中枢神経疾患との鑑別）
- ・電解質異常はないか（代謝異常などの診断）

●つわりを増強させる因子はないか

- ・口腔内の清潔は保たれているか
- ・自宅の換気は十分か
- ・便秘はないか
- ・過労や睡眠不足はないか
- ・心理的葛藤や不安はないか
- ・パートナーや家族の適切なサポートはあるか

●つわりに関する知識はあるか

- ・つわりの出現理由を知っているか
- ・つわりの軽快時期を知っているか
- ・つわりの対処方法を知っているか

■ 健康課題

つわり症状に伴う不快症状がある

■ 計　画

- ●**目　標**　・つわりの症状が軽減され，不快症状が緩和される
- ●**具体策**　・日常生活への支援を行う
- 　　　　　・心理社会的側面への支援を行う

■ 実　施

- ●**日常生活への支援**
- ・**口腔や身体の清潔**：含嗽，歯磨きを励行する
- ・**臭気の発生を防ぐ**：食品を室内に放置しない，吐物の片づけ，十分な換気を行う
- ・**食事の工夫**：嗜好に合わせた食物を摂る，少量ずつ摂る，食物を冷やして摂る
- ・**脱水予防**：電解質飲料や果汁，お茶などを摂る
- ・**心身の安静を図る**：リラックスして休める環境をつくる
- ●**心理社会的側面への支援**
- ・身体状況を理解できるよう情報を提供する
- ・妊婦自身が対処できるよう支援する
- ・必要時，家族役割の調整を図る

■ 評価基準

妊婦自身がつわりの対処方法を見出すことができ，不快症状が緩和される

1) マイナートラブルへの対応

(2) 腰痛緩和への支援—正しい姿勢・妊婦体操

■ **アセスメントポイント**

● **腰痛は正常範囲内か**

・性器出血，腹部緊満などはないか（切迫早産の鑑別）

・下肢のしびれはないか（椎間板ヘルニアの鑑別）

・バイタルサインや排尿状態は正常か（尿管結石や腎盂腎炎の鑑別）

● **腰痛を増強させる要因はないか**

・誤った姿勢や動作をしていないか

・身体に合わない靴を履いていないか

・過労や睡眠不足はないか

● **妊娠中の腰痛に関する知識はあるか**

・腰痛が出現する原因を知っているか

・腰痛の出現時期を知っているか

・腰痛への対処方法を知っているか

■ **健康課題**

子宮の増大に伴う姿勢の変化に関連した腰痛がある

■ **計　画**

● **目　標** ・姿勢の変化に対処でき，腰痛が緩和される

● **具体策** ・正しい姿勢や寝方・起き上がり方・休み方，妊婦体操な
　　　　　　どについて指導・支援する

■ 実　施

- **●正しい姿勢**　▶▶ p.26（下記）
- **●寝方・起き上がり方・休み方**　▶▶ p.27
- **●妊婦体操**　▶▶ p.27
- **●その他**
- ・マタニティガードルなどで腹部を支持する
- ・骨盤支持ベルトを着用する
- ・痛みのある部位を温めたり，マッサージしたりする
- ・靴は踵が大きめで，ヒールの高さは 3 cm 位のものを履く

▶▶ 正しい姿勢

- ・**立位**：顎を引き，まっすぐ前を向き，腰を反らせない（**図 1-8**）
- ・**歩行**：重心を足の母指側やや前におき，足先を外側に向ける
- ・**座位**：殿部が椅子の背にあたるように深く腰かける

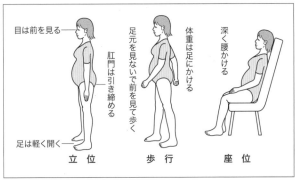

図 1-8　正しい姿勢

▶▶ 寝方・起き上がり方・休み方

・**寝方**：膝を床につけ，体を滑らせるように横になる
・**起き上がり方**：横向きになり，両手を使って上半身を起こす
・**休み方**：シムス位や側臥位をとる（**図 1-9**）

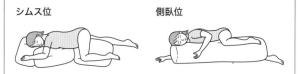

シムス位　　　　　　　　側臥位

図 1-9　休み方

▶▶ 妊婦体操

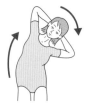 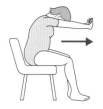

側腹部のストレッチ　　　　　背部, 腕のストレッチ

①後頭部で指を組む
②息を吐きながら体を
　左側に倒す
③同様に右側に倒す

①両指を組み，手のひらを
　外側に向ける
②手を前方に押し出す
③背中を丸める

図 1-10　妊婦体操

骨盤を傾ける運動① （キャッツスタイル）

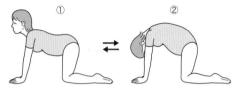

①四つん這いになり，息を吐きながら殿部，肛門，下腹部の順に筋肉を引きしめる
②背中を丸め，脊柱起立筋（背骨に沿って骨盤から頭蓋骨までつながる筋肉）を伸ばす

骨盤を傾ける運動②

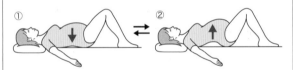

①仰臥位になり，息を吐きながら殿筋を収縮させ，下腹部の腹筋を収縮させ，背中に押しつける
②息を吐きながら腹筋，殿筋を弛緩，脊柱起立筋を収縮させ背中にすき間をつくる

骨盤底筋群の運動

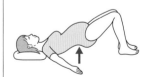

①息を吸いながら腰部を挙上する
②息を吐きながら殿部，陰部に力を入れる
③挙上したまま息を吸う
④吐きながら下ろす

図 1-10　妊婦体操（つづき）

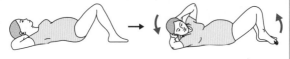

骨盤をねじる運動

①仰臥位になる
②両足を揃え，両膝を立てる
③両足の膝をつけたまま左側に倒し，顔は右側に向ける
④同様に膝を右側に倒し，顔は左側に向ける

図 1-10　妊婦体操（つづき）

■ 評価基準

● **正しい姿勢や動作，妊婦体操が実施できる**
● **腰痛が緩和される**
● **妊娠に適した履物や衣服を着用することができる**

Column　マイナートラブルを注意深く観察し支援しましょう

　妊娠期は，胎児の発育に伴う子宮の増大やホルモン動態の変化によりさまざまなマイナートラブル（不快症状）が起きやすい．症状や出現頻度，感じ方は人によって異なるが，症状を注意深く観察し支援することは，異常の早期発見だけでなく，妊婦の快適な生活を支えることにつながる．

＜おもなマイナートラブル＞
・背部痛　・胸やけ　・腟分泌物の増加　・便秘　・痔核および脱肛
・静脈瘤　・浮腫　：下肢けいれん

2) 親役割獲得過程にある妊婦・家族への支援

(1) 育児の準備

■ アセスメントポイント

・パートナーや家族は妊婦に対してどのように感じ，考えているか

・妊婦やパートナー，家族は子どもに対してどのような感情をもっているか

・パートナー・家族としてどのように行動しているか

・パートナー自身の父親像と，期待する自己像はどのようなものか

・妊婦やパートナー，家族は産後の子どもとの生活についてどのようなイメージをもっているか

・妊婦やパートナー，家族は妊娠中の情報をどこから得ているか，知識はどの程度か

・妊婦やパートナー，家族の出産・育児準備への興味と参加度はどの程度か

■ 健康課題

新しく家族を迎えることに希望と戸惑いをもっている

■ 計　画

●**目　標**　・家族を迎える準備ができる

●**具体策**　・親役割および家族内の役割遂行のための知識・技術・態度の習得を図る

■ 実　施

● 役割獲得のための情報提供

・家族の生活の変化

・出産後の母親の身体的・心理的変化

・新生児の特徴と必要な養育

・上の子の身体的・心理的変化

● 役割獲得への支援

・胎児にふれる機会を促す（妊婦健診への同行）

・日常生活のなかで胎動の触診や児への語りかけを促す

・家族間の役割調整について話し合いを促す

・育児に必要な知識・技術・体験を得る機会への参加を促す

・育児に必要な環境（物的・人的）を整えるよう促す

■ 評価基準

● 家族が各自の役割について考えることができる

● パートナー・家族が新生児を迎える準備を母親とともにするように
なる

2) 親役割獲得過程にある妊婦・家族への支援

(2) 母乳育児準備—乳房の手当て

■ アセスメントポイント

・母乳育児に対する思いや希望，不安はどのようなものか

・母乳育児の経験はあるか，どのような経験か（経産婦の場合）

・母乳育児に対する知識はあるか，どの程度か

・母乳育児に際して，適切なサポートを得られるか

■ 健康課題

母乳育児に関する知識と技術の習得が始まっている

■ 計　画

●**目　標**・母乳育児に対する心身の準備ができる

●**具体策**・母乳育児の利点と方法に関する情報を提供する

　　　　・乳房の手当て（妊娠20週以降から開始）について説明する

■ 実　施

●**母乳育児に関する情報提供**（p.123～133 参照）

・母子同室の意義

・自律授乳の重要性

・授乳時の児の適切な姿勢と吸啜

・母乳が十分であるかを確認する方法

●**乳房の手当て**

・乳頭の皮脂はできるだけ取り除かない

・乳頭は入浴時に手指で優しく洗い，石けんは使わない

・乳頭を圧迫する下着は避ける

・子宮収縮，腹部緊満感を感じたらただちに中止する

・切迫流早産，頸管無力症，多胎妊娠の場合は，妊娠 37 週以降に開始する

■ 評価基準

● 乳頭の手入れが適切に実施できる

● 母乳育児の利点と方法を述べることができる

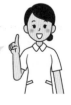

乳頭の刺激により下垂体の後葉から分泌される「オキシトシン」というホルモンは，子宮を収縮させる作用があります．

2) 親役割獲得過程にある妊婦・家族への支援

(3) 母親像の形成

■ アセスメントポイント

●母親像を統合した自己像が再構成されているか

・妊娠したこと，母親になることを喜び，受容する表現が聴かれるか

・乳幼児やその母親に対する関心が高まり，観察したり声をかけたりする機会が増えたか

・母親になった自分を想像する表現が聴かれるか

●役割変化に対する認識は十分か

・母親としての自分に期待することを表現できているか

・家族が母親としての自分に期待する内容についての認識を表現できるか

●母親像の形成を妨げる因子はないか

・妊娠に伴う不快症状や異常，リスクの程度とそれらによる日常生活活動への影響はどの程度か

・家庭内の他の役割や社会的な役割と，母親になることとの間に葛藤はないか

・自分自身の養育体験，母親モデルに対する葛藤はないか

●母親役割遂行のための技術，態度が習得されているか

・乳幼児の身の回りの世話をしたことがあるか

・母親としてふるまったり，演じたりすることがあるか

・胎児に対してどのような行動をとっているか

・育児用品や新生児を迎えるための準備を整えているか

■ 健康課題

母親になることに希望と戸惑いをもっている

■ 計　画

- ●**目　標** ・母親としての自己像をもつことができる
- ●**具体策** ・母親像形成のための支援を行う
  - ・母親役割遂行に必要な技術，態度の習得を支援する

■ 実　施

- ●**母親像形成のための支援**
- ・理想とする母親像について話し合ったり，不安や葛藤について表現
  したりできる機会を設ける
- ・乳幼児のいる母親と交流する機会を提供する
- ・育児について夫婦間や家族で話し合うことを勧める
- ・健康で快適な妊娠期を過ごせるよう支援する
- ●**母親役割遂行のために必要な技術，態度の習得への支援**
- ・育児行動を実践する機会を提供し，実技の支援を行う
- ・子宮内の胎児の情報を提供するなどして胎児の存在や行動に対する
  妊婦の注目を喚起する
- ・育児用品や育児準備について情報を提供する

■ 評価基準

- ●**母親としての自己像をもち，自分自身や家族の期待する母親役割に**
  ついて表現（言葉・行動）するようになる
- ●**育児行動の実技ができる**
- ●**育児用品の準備や新生児を家庭に迎え入れるための準備をするよう**
  になる

2）親役割獲得過程にある妊婦・家族への支援

（4）スムーズな出産に向けた準備

■ アセスメントポイント

・分娩に対してどのような期待・希望をもっているか

・分娩に対する不安や恐怖はないか

・分娩や分娩準備についてどのような知識をもっているか

・分娩に向けて身体的準備をしているか

・分娩に対して適切なサポートはあるか

■ 健康課題

出産に向けた心身の準備過程にある

■ 計　画

●**目　標**　・心身の準備を整えることにより，不安が少ない状態で分娩に臨むことができる

●**具体策**　・不安や緊張が分娩経過に与える影響を説明する

・呼吸法，補助動作，リラクセーションについて指導する

・バースプランの作成を促す

■ 実　施

●**呼吸法，補助動作，リラクセーション（図1-11～13）**

●**バースプラン（表1-6）**

・陣痛室での過ごし方，分娩室での過ごし方，分娩時の処置，産後の過ごし方についての希望や思いを言語で表現することを支援する

腹式呼吸

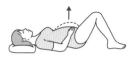

①仰臥位で両膝を立てる
　（座位でも可）
②両手は下腹部に置く
③鼻から息を深く吸い，腹部を
　ふくらませる
④口をすぼめながら，下腹部を
　へこませるようにゆっくりと
　息を吐く

短息呼吸

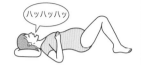

（ハッハッハッ）

①仰臥位で両膝を立てる
②腕は胸の上に組む
③口を開けて小きざみの「ハッ
　ハッハッ」という浅い呼吸を
　繰り返す

図 1-11　呼吸法

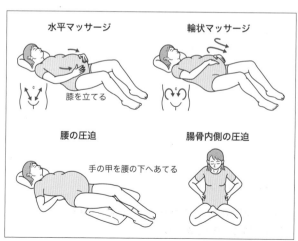

水平マッサージ

膝を立てる

輪状マッサージ

腰の圧迫

手の甲を腰の下へあてる

腸骨内側の圧迫

図 1-12　補助動作

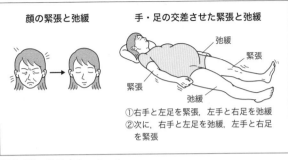

図 1-13　リラクセーション

表 1-6　バースプラン記載例

1. **どのようなお産にしたいですか**
   とにかく赤ちゃんが元気で生まれてきてほしい
2. **陣痛室や分娩室ではどのように過ごしたいですか**
   長時間と聞いたので，できるだけリラックスして過ごしたい
   できれば夫に立ち会ってほしい
3. **出産の処置についてはどのような希望がありますか**
   会陰切開はできるだけ避けたい
4. **産後はどのように過ごしたいですか**
   できるかぎり赤ちゃんと一緒に過ごしたい
   母乳をあげたい

■ 評価基準

- ●呼吸法，補助動作，リラクセーションが実施できる
- ●分娩に対する不安が軽減する
- ●出産や産後の生活に対して具体的なイメージを描くことができる

2) 親役割獲得過程にある妊婦・家族への支援

(5) メンタルヘルスの向上

■ アセスメントポイント

● **うつ病や不安障害，ボンディング障害の発症に関連する個人因子は存在するか**

・過去に精神科既往歴，虐待および被虐待歴はないか

・過度に几帳面な性格，柔軟性の乏しさやストレス対処の脆弱さはないか

● **妊娠前から妊娠期にかけての経過は順調か**

・これまでにペリネイタルロス（流産，自然死産，人工死産，新生児死亡など，周産期に起こる胎児あるいは新生児の喪失）はなかったか

・妊娠中に何らかの問題を指摘されたことはないか

・妊娠中にうつなどの精神症状の発症や過度な不安はなかったか

・家族や親しい人が亡くなったり，重い病気や事故にあったりしなかったか

● **妊娠の受けとめはよいか**

・望んだ妊娠であったか

・不安をもちながらも，親になる自分を肯定しているか

● **胎児の受けとめはよいか**

・胎児に無関心な様子はみられないか

・妊娠を後悔している，お腹を叩くといった胎児を拒否するような態度はみられないか

・胎児に対して怒ったり，怒鳴ったりしていないか

・児を迎える準備を進めているか

● **パートナーや他の家族などの支援が得られるか**

・パートナーや実母，友人などの支援は得られるか

・ドメスティック・バイオレンス（DV）はみられないか

・生活苦や経済面での不安がなく，住まいや環境に満足しているか

● **精神症状がみられないか**

・気分の落ち込みや興味の減退，緊張，不安，心配などの気分障害は
みられないか

・気分の変化による生活への支障はないか

■ 健康課題

● **感情や気分の変化に対処できず，生活に支障をきたすおそれがある**

● **うつ病や不安障害に移行するおそれがある**

■ 計　画

● **目　標**　・安定した感情で生活を営み，出産・育児の準備を行うこ
とができる

　　　　　・抑うつ症状や不安が軽減し，うつ病や不安障害に移行し
ない

● **具体策**　・妊娠期の心身の変化を観察し，不安や心配が軽減するよ
う支援する

　　　　　・リスク因子を判別し，気になる点があればより注意深く
対応する

　　　　　・出産後の状況を予測しながら，状況に応じて多職種連携
をとり，継続支援する

●妊娠期の心身の変化を観察し，不安や心配が軽減するよう支援する

・妊婦の不安や苦痛に関する発言，表情，睡眠・食欲の状況を注意深く観察する

・不安や心配事などについて傾聴し，感情の表出を支援する

・セルフケアや胎児との相互作用が実感できるよう支援し，できていることを肯定的に評価する

●リスク因子を判別し，気になる点があればより注意深く対応する

・スクリーニングツール（表1-7）を活用してリスク因子の有無を判別し，結果を用いて妊婦の思いを傾聴する

・気になる点があればより注意深く観察し，支援の強化を図る

・スクリーニングツール（表1-8），GAD-2（表1-9）を活用してうつ病や不安障害のリスクの有無を把握し，結果を用いて妊婦の思いを傾聴し，抱えている問題を明らかにする（表1-8, 9は介入初期に用いることが多い）

●出産後の状況を予測しながら状況に応じて多職種連携をとり，継続支援する

・出産後の生活を見据えて家族と役割調整できるよう支援する

・産褥期に起こりやすい精神症状とその機序について予期的に説明し，ストレスが加わった際の対応について具体的にイメージできるよう支援する

・表1-8で1点以上，表1-9で総点3点以上であれば，多職種と連携をとり，継続支援の開始を検討する

・うつ病や不安障害と診断された場合は，本人や家族に治療の必要性を説明する

・使用する薬物の種類や作用，副作用，服用方法についての理解度を確認し，焦らず確実に治療を受けることを説明する

・うつ病や不安障害などの診断を受けている場合は，本人と家族による育児が可能かどうか，今後の方針を検討する

表1-7　育児支援チェックリスト

（九州大学病院児童精神医学教室―福岡市保健所使用版）

母氏名	実施日　　年　月　日（産後　日目）

あなたへ適切な援助を行うために，あなたのお気持ちや育児の状況について以下の質問にお答え下さい．あなたにあてはまるお答えのほうに，○をして下さい．

1. 今回の妊娠中に，おなかの中の赤ちゃんやあなたの体について，またはお産の時に医師から何か問題があると言われていますか？　　　はい・いいえ

2. これまでに流産や死産，出産後1年間にお子さんを亡くされたことがありますか？　　　　　　　　　　　　　　　　　　　　　　はい・いいえ

3. 今までに心理的な，あるいは精神的な問題で，カウンセラーや精神科医師，または心療内科医師などに相談したことがありますか？

4. 困ったときに相談する人についてお尋ねします．
　①夫には何でも打ち明けることができますか？　　はい・いいえ・夫がいない
　②お母さんには何でも打ち明けることができますか？
　　　　　　　　　　　　　　　　　　　　　　はい・いいえ・実母がいない
　③夫やお母さんの他にも相談できる人がいますか？　　　　　はい・いいえ

5. 生活が苦しかったり，経済的な不安がありますか？　　　　　はい・いいえ

6. 子育てをしていく上で，今のお住まいや環境に満足していますか？
　　　　　　　　　　　　　　　　　　　　　　　　　　　　はい・いいえ

7. 今回の妊娠中に，家族や親しい方が亡くなったり，あなたや家族や親しい方が重い病気になったり，事故にあったことがありましたか？
　　　　　　　　　　　　　　　　　　　　　　　　　　　　はい・いいえ

8. 赤ちゃんが，なぜむずかったり，泣いたりしているのかわからないことがありますか？　　　　　　　　　　　　　　　　　　　　　はい・いいえ

9. 赤ちゃんを叩きたくなることがありますか？　　　　　　　　はい・いいえ

妊産婦はどの時期に使用してもよい．
妊娠中に使用する場合は質問項目の8，9は省く．

（日本産婦人科医会編：妊産婦メンタルヘルスケアマニュアル．p.92，日本産婦人科医会，2017／吉田敬子：育児機能低下と乳児虐待の評価パッケージの作成と，それを利用した助産師と保健師による母親への介入のための教育と普及：平成16年度-18年度総合研究報告書：厚生労働科学研究費補助金子ども家庭総合研究事業．p.18，2007／吉田敬子，山下　洋，鈴宮寛子：産後の母親と家族のメンタルヘルス　自己記入式質問票を活用した育児支援マニュアル．母子保健事業団，p.12，2005より許諾を得て転載）

表 1-8　Whooley の 2 項目質問票

1. 過去 1 か月の間に，気分が落ち込んだり，元気がなくなる，あるいは絶望的になって，しばしば悩まされたことがありますか？

2. 過去 1 か月の間に，物事をすることに興味あるいは楽しみをほとんどなくして，しばしば悩まされたことがありますか？

〔日本周産期メンタルヘルス学会：周産期メンタルヘルス　コンセンサスガイド 2017．p. 6, 日本周産期メンタルヘルス学会，2017 より許諾を得て転載．原典は Whooley MA, et al：Case-finding instruments for depression. Two questions are as good as many. J Gen Intern Med, 12（7）：439-445,1997〕

表 1-9　全般性不安障害を評価するための質問例（GAD-2）

この 2 週間，次のような問題にどのくらい頻繁に悩まされていますか？

1. 緊張感，不安感または神経過敏を感じる
2. 心配することを止められない，または心配をコントロールできない

それぞれ，「全くない」（0点），「週に数回」（1点），「週の半分以上」（2点），「ほとんど毎日」（3点）のいずれかからもっとも当てはまる選択肢を選び，評価する． 〔日本周産期メンタルヘルス学会：周産期メンタルヘルス　コンセンサスガイド 2017．p. 6, 日本周産期メンタルヘルス学会，2017 より許諾を得て転載・一部改変．原典は Spitzer RL,et al：A brief measure for assessing generalized anxiety disorder：the GAD-7. Arch Intern Med, 166（10）：1092-1097, 2006〕

■ 評価基準

● 妊娠生活を楽しみながら，セルフケアや出産・育児の準備ができる
● うつ病や不安障害の症状がみられない

3) 正常から逸脱した妊婦への支援

(1) 切迫流早産

■ アセスメントポイント

●切迫流早産のリスクはないか

・過去に流早産の経験があるか

・多胎妊娠でないか

・子宮筋腫の合併はないか

・子宮奇形はないか

・腟炎や頸管炎はないか

・羊水過多はないか

・喫煙はしていないか

●切迫流早産の徴候はないか（表 1-10）

・子宮収縮はあるか，どの程度か

・破水はしているか

・性器出血はあるか，どの程度か

・子宮口は開大しているか，どの程度か

・バイタルサインは正常か

表 1-10　子宮頸管熟化の指標「tocolysis index」

項目＼点数	0	1	2	3	4
子宮収縮	無	不規則	規則的	—	—
破水	無	—	高位	—	低位
出血	無	点状	出血	—	—
子宮口開大	無	1 cm	2 cm	3 cm	4 cm

3 点以上：入院治療，5 点以上：予後不良.

・頸管長の短縮はあるか，どの程度か
●他疾患はないか
・子宮外妊娠，胞状奇胎ではないか
・前置胎盤，常位胎盤早期剝離ではないか
●症状の増悪に影響を与える因子はないか
・便秘はないか
・過労，睡眠不足はないか
・身体の冷えはないか
・ストレスはないか
・重量物を挙上することはないか

■ 健康課題

流早産の可能性がある

■ 計　画

●目　標 ・流産や早産に至らず妊娠が継続できる
●具体策 ・早期発見に向けた支援を行う
　　　　　・予防に向けた日常生活への支援を行う

■ 実　施

●早期発見に向けた支援
・切迫流早産の症状について説明する
・切迫流早産の症状があれば早めに受診する
●予防に向けた日常生活への支援
・適度に休息をとり，過労を避ける
・下腹部や腰部に負担がかからない動作をする
・便秘や下痢にならないようにコントロールする
・外陰部の清潔に努める

- 身体，特に下肢を冷やさないようにする
- 性交時はコンドームを着用し，下腹部に負担がかからない体位とする
- 乳頭の手入れは妊娠 37 週以降とする

■ 評価基準

切迫流早産の症状出現時，受診行動をとることができる

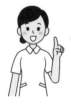

妊娠中の出血の原因はさまざまです．
出血がみられる時期や量，他の症状，検査所見などをもとに，原因となる疾患・病態にあわせて対応します．

3）正常から逸脱した妊婦への支援

（2）妊娠貧血

■ **アセスメントポイント**

● **妊娠貧血の可能性はないか**

・ヘモグロビン（Hb）値，ヘマトクリット（Ht）値は正常か
　⇒**妊娠貧血の基準は Hb 11.0 g/dL 未満，Ht 33％未満**
・貧血による自覚症状（動悸，息切れ，めまい，易疲労性など）はないか
・食事の摂取状況で問題になることはないか

● **症状の増悪に影響を与える因子はないか**

・偏食ではないか
・妊娠悪阻がないか
・多胎妊娠ではないか
・出産間隔が短くはないか
・過労状態ではないか
・既往妊娠・分娩時の出血が多量（500 mL 以上）ではなかったか

■ **健康課題**

妊娠貧血に伴い胎児および分娩に影響を及ぼす可能性がある

■ **計　画**

● **目　標**・妊娠貧血を改善することができる

● **具体策**・食事への支援を行う

　　　　・鉄剤内服への支援を行う

■ 実　施

●食事への支援

・鉄の含有量が多く，鉄吸収率の高い食品を摂取する（**図1-14**）
・たんぱく質，ビタミン（B_6，B_{12}，C，葉酸），銅を含む食品を一緒に摂取する
・タンニン酸を含む緑茶，紅茶，コーヒーは鉄の吸収を阻害するため控える
・バランスのよい食事をする

●鉄剤内服への支援

・食事直後に服用する
・服薬前後1時間は，緑茶，紅茶，コーヒーを飲まない
・内服により排便が黒色に変化することを情報提供する
・内服と同時に食事にも留意する

■ 評価基準

●貧血が改善できる

●胎児の発育が妊娠週数相当である

| レバー類 | 赤身肉 | 貝類
（アサリ，カキなど） | 大豆製品 |

| 魚
（カツオ，ワカサギなど） | 乾物
（ひじき，切り
干し大根など） | 青菜
（ほうれん草，
小松菜など） |

図1-14　鉄の含有量が多い食品の例

3）正常から逸脱した妊婦への支援

（3）妊娠高血圧症候群

■ アセスメントポイント

● **妊娠高血圧症候群のリスクはないか**

・妊婦は若年齢（15 歳未満），高年齢（40 歳以上）ではないか

・肥満はないか（BMI 25 以上）

・合併症を有してはいないか（高血圧，腎疾患，糖尿病，甲状腺疾患）

・遺伝的素因はないか（家族に高血圧症の人がいるなど）

・初産婦ではないか

・既往妊娠に妊娠高血圧症候群はないか

・多胎妊娠ではないか

● **妊娠高血圧症候群の症状はないか（表 1-11）**

・高血圧はないか，どの程度か

・蛋白尿はないか，どの程度か

・症状の発症時期はいつか（妊娠 34 週未満は早発型，妊娠 34 週以降は遅発型）

・胎児発育状況はどうか

表 1-11　妊娠高血圧症候群における高血圧と蛋白尿の診断基準

高血圧	収縮期血圧 140 mmHg 以上または拡張期血圧 90 mmHg 以上
蛋白尿	以下のいずれかに該当する場合． ・24 時間尿で 300 mg/日以上の蛋白尿が検出 ・随時尿で蛋白/クレアチニン比が 0.3 mg/mg・CRE 以上 ・随時尿を用いたペーパーテストで 2 回以上連続して 　尿蛋白が 1 + 以上の陽性

（日本妊娠高血圧学会，他：妊娠高血圧症候群新定義・臨床分類 2018 をもとに作成）

■ 健康課題

妊娠高血圧症候群である

■ 計　画

- **●目　標**　・妊娠高血圧症候群が悪化しない
- **●具体策**　・食生活への支援を行う
  - ・日常生活への支援を行う
  - ・異常を早期に発見する

■ 実　施

●予　防
- ・適度な運動と休息
- ・規則正しい生活
- ・バランスのとれた食事
- ・体重コントロール（p.6 の**表 1-2** 参照）

●食生活への支援（表 1-12）
- ・食事状況の把握
- ・エネルギー量の制限：エネルギー摂取（総カロリー）の目安は,

非妊時 BMI 24 以下の妊婦：30 kcal×標準体重（kg）+ 200 kcal/日

非妊時 BMI 24 以上の妊婦：30 kcal×標準体重（kg）/日

- ・塩分の制限：目安は **7〜8 g/日**（予防には **10 g/日以内**）
- ・たんぱく質の摂取：**標準体重×1.0 g/日**
- ・動物性脂肪の制限
- ・ビタミン，ミネラルの摂取

●日常生活への支援
- ・安静
- ・ストレスを避ける

表 1-12　非妊時・妊娠期・授乳期の食事摂取基準（1 日あたり）

エネルギー/栄養素　時期	必要量（付加量）		
	エネルギー必要量 （kcal）	たんぱく質推奨量 （g）	脂質目標量 （％エネルギー）
非妊時　身体活動レベルⅠ（低い）	1,700（18-29 歳） 1,750（30-49 歳）	50	20〜30
非妊時　身体活動レベルⅡ（普通）	2,000（18-29 歳） 2,050（30-49 歳）		
非妊時　身体活動レベルⅢ（高い）	2,300（18-29 歳） 2,350（30-49 歳）		
妊娠期　初期	＋50	＋0	
妊娠期　中期	＋250	＋5	
妊娠期　後期	＋450	＋25	
授乳期	＋350	＋20	

（厚生労働省：日本人の食事摂取基準 2020 年版．厚生労働省，2020 をもとに作成）

■ 評価基準

● 血圧が安定している

● 胎児が正常に発育・発達している

3）正常から逸脱した妊婦への支援

（4）妊娠糖尿病

■ アセスメントポイント

●妊娠糖尿病のリスクはないか

・糖尿病家族歴はないか

・肥満または過度の体重増加はないか

・巨大児出産の既往はないか

・高年初産婦（35 歳以上）ではないか

●妊娠糖尿病の可能性はあるか（表 1-13）

・尿糖は陽性ではないか

・空腹時血糖値は正常か

・HbA1c は正常か

・随時血糖値は正常か

・胎児の発育状態は正常か

表 1-13　妊娠糖尿病の診断基準

妊娠糖尿病	妊娠中の明らかな糖尿病
75gOGTT において，次の基準の 1 点以上を満たした場合に診断する ・空腹時血糖値　≧92 mg/dL ・1 時間値　　　≧180 mg/dL ・2 時間値　　　≧153 mg/dL	以下のいずれかを満たした場合に診断する ・空腹時血糖値　≧126 mg/dL ・HbA1c 値　　　≧6.5％ *随時血糖値≧200 mg/dL あるいは 75gOGTT で 2 時間値≧200 mg/dL の場合は妊娠中の明らかな糖尿病の存在を念頭におき，上記の基準を満たすかどうかを確認する

〔日本糖尿病・妊娠学会：妊娠中の糖代謝異常と診断基準の統一化について．糖尿病と妊娠，15（1），2015 をもとに作表〕

■ 健康課題

妊娠糖尿病である

■ 計　画

- ●**目　標**　・血糖の自己管理ができ，妊娠を継続できる
- ●**具体策**　・食事療法への支援を行う
  - ・自己血糖測定への支援を行う
  - ・自己注射療法への支援を行う
  - ・精神的支援を行う

■ 実　施

●食事療法への支援

- ・4〜6 回の分割食とする
- ・栄養所要量に妊娠期の付加量を加えて算定する（p.51 の**表 1-12**）
- ・食事内容の記録を促す

●自己血糖測定への支援

- ・自己血糖測定方法を指導する
- ・自己血糖値の記録を促す

●自己注射療法への支援

- ・自己注射の方法，注射器やインスリンの取扱方法を指導する

●精神的支援

- ・インスリンの胎児への影響を説明し，不安の軽減を図る
- ・低血糖への対処方法について理解を促す

■ 評価基準

●血糖が安定している

●胎児が正常に発育・発達している

3）正常から逸脱した妊婦への支援

(5) 不妊治療後妊婦

■ アセスメントポイント

●不妊治療の経験を肯定できているか

・不妊原因や不妊期間，不妊治療期間，治療方法はどのようであったか

・不妊治療の経験（身体的・精神的・社会的）を肯定できているか

・不妊治療中のパートナーとの関係は良好であったか

・ストレスを感じたときにサポートが得られ，対処できていたか

●不妊治療後の妊娠経過は正常に経過しているか

・年齢や合併疾患は妊娠経過に影響を与えていないか

・妊娠経過は正常に経過しているか（切迫流早産，妊娠悪阻など）

●妊娠経過を正しく受けとめ，過度な不安をもっていないか

・妊娠を喜んでいるか

・妊娠経過を正しく受けとめているか

・妊娠経過や胎児の健康への過度な不安や心配事をもっていないか

・不安や心配事の軽減の方法を見出しているか

●妊娠経過に応じて親役割の準備を始めているか

・妊娠経過に応じて日常生活におけるセルフケアを行っているか

・妊娠経過に応じた出産・育児の準備（物品準備や教室の受講など）を行っているか

・子どもを迎えるにあたって，パートナーや他の家族と話し合いをしているか

■ 健康課題

妊娠継続や胎児の健康への不安がある

■ 計　画

● **目　標**　・妊娠継続や胎児の健康について正しい判断ができ，不安
の軽減が表出される

　　　　　・不妊治療の経験を肯定できている表現がみられる

● **具体策**　・妊娠経過や胎児の健康状態を説明し，各時期の特徴と日
常生活におけるセルフケアを伝える

　　　　　・（本人が望む場合）不妊治療の経験を意味あるものとして
受けとめられるよう，振り返りを支援する

■ 実　施

● **妊娠経過や胎児の健康状態を説明し，各時期の特徴と日常生活にお
けるセルフケアを伝える**

・妊娠経過や胎児の健康に対する思いを聴き，不安や心配事を表現で
きるよう支援する

・不安や心配事を軽減する方法を見出せているか確認する

・妊娠週数における特徴を示して経過や胎児の健康状態を説明し，セ
ルフケアを補足する

● **不妊治療の経験を意味あるものとして受けとめられるよう，振り返
りを支援する**

・不妊治療の経験について語ることを強制しない（不安の強さによっ
ては負担を課すことがある）．語りが自然にみられる，あるいは語
りを望む場面があれば，それを語りの機会とする

・不妊治療の経験としての出来事や思考，感情を思い起こしてもらう

　例：「妊娠がわかって，どのような気持ちになりましたか．あなたに

とって，不妊治療の経験はどのようなものでしたか？」

・否定的な感情が表出される場合は，語りの内容や表情に配慮して言葉かけをする

　例：「大変な思いをしてこられたのですね」「悩みをかかえていたときはどのような方法で解決してきたのですか？」

・妊娠生活への期待や目標などを考えられるよう支援する

　例：「どのような妊娠生活を送りたいと考えていますか？」「どのような出産や育児をしたいと思っていますか？」

・妊娠生活に不妊治療の経験をどのように活かすことができるかを考えられるよう支援する

　例：「希望する妊娠生活を送るために，これからの悩みや心配事をどのように解決していけそうですか？」

■ 評価基準

● 妊娠継続や胎児の健康について正しく判断し，不安と折り合いをつけた前向きな行動がとれている

● 不妊治療の経験を意味あるものとして受けとめている表現がある

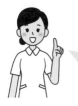

妊婦さんがもつ不安は，治療経験や妊娠経過の受けとめなどの影響を受け，一様ではありません．妊婦さんの経験や思いに耳を傾けましょう！

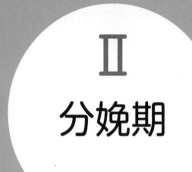

II

分娩期

1）分娩経過のアセスメントポイント

（1）分娩進行状態

●**分娩に影響を及ぼす因子はないか**
・妊娠週数は 37 週から 42 週未満の正期産か
・初産婦か経産婦（これまでの出産状況含む）か
・若年（19 歳以下），高年（35 歳以上）ではないか
・妊娠経過は母体・胎児に異常がないか
・低身長（145 cm），狭骨盤ではないか
・妊娠中は適正な体重増加であったか（p.6 の**表 1-2** 参照）
・胎位・胎向・胎勢はどうか
・胎盤の付着部位に問題はないか
・出産に臨む準備や思いはどうか（バースプランの確認）
●**分娩は開始したか**
・陣痛は規則的か（10 分間隔以内，1 時間に 6 回以上）
・産徴はあるか
・破水していないか
・子宮頸管は成熟してきたか（**表 2-1**）

表 2-1 子宮頸管成熟度の評価法「ビショップスコア」

点数 因子	0	1	2	3
頸管開大度（cm）	0	1～2	3～4	5～6
頸管展退度（%）	0～30	40～50	60～70	80～
児頭の先進部の高さ（cm）	−3	−2	−1・0	+1～
頸部の硬度	硬	中	軟	
子宮口位置	後方	中央	前方	

9 点以上を成熟とする.

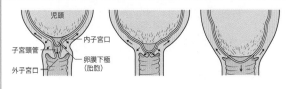

図 2-1　分娩の進行に伴う子宮口の開大，展退，児頭の下降

（新道幸恵編：新体系看護学全書第 33 巻　母性看護学 2 妊婦・産婦・褥婦・新生児の看護．p.110，メヂカルフレンド社，2007 を参考に作図）

●分娩進行に伴う変化はどうか

・陣痛持続時間と強さ，間欠時間はどうか

・腟分泌物の量・性状はどうか，異常な出血を伴っていないか

・児心音の最良聴取部位が下がってきているか

・外陰部抵抗感はあるか

・子宮口の状態はどうか（子宮口開大度，向き，軟らかさ；**図 2-1**）

●産婦の訴えや様子の変化はどうか

・産痛部位の変化はあるか

・胎児の下降感，肛門圧迫感，努責感はあるか

・苦痛な表情，発汗，心拍数の増加，呼吸法の乱れはないか

1）分娩経過のアセスメントポイント

（2）産婦の健康状態

- **現病歴・既往歴はないか**（高血圧，糖尿病，心疾患，呼吸器疾患，アレルギー，甲状腺機能の異常，精神疾患）
- **妊娠経過中の異常はないか**（妊娠糖尿病，妊娠高血圧症候群，妊娠貧血，極端な体重の増減，合併症など）
- **検査データは正常か**
- ・血液一般（CBC）
- ・血液型（ABO 式，Rh 式）
- ・感染症（HBs 抗原，HCV，HIV，HTLV-1，風疹，クラミジア，トキソプラズマ，GBS など）
- ・凝固系
- ・不規則抗体
- ・間接クームス
- ・血糖値
- ・尿（尿糖・尿蛋白）
- **バイタルサインは正常か**
- **精神的に安定しているか，出産に臨む思いはどうか**
- **基本的ニーズは充足しているか**
- ・水分・食事の摂取量は適切か
- ・睡眠・休息の程度は適切か
- ・便秘はないか
- ・定期的に排尿はあるか
- ・身体，口腔内の清潔は保たれているか
- **疲労感はないか**

1) 分娩経過のアセスメントポイント

(3) 胎児の健康状態

● 胎児の健康状態に影響を及ぼす因子はあるか

・正期産（妊娠 37 週 0 日から 41 週 6 日）か

・推定体重は妊娠週数相当か（**表 2-2**）

・羊水過多・羊水過少はないか

・破水をしている場合，羊水混濁や血性羊水の流出はないか

・産婦は発熱していないか

・胎位は頭位か

● 分娩進行に伴い，胎児の健康状態に異常な徴候は出現していないか

・胎児心拍数陣痛図（cardiotocography；CTG）の判定は reas-
suring fetal status か（p.64〜66 参照）

・回旋異常はないか

・羊水混濁はないか

・産瘤の形成はないか

・胎動の減少・消失感はないか

分娩経過中もレオポルド触診法は大切です．
産婦さんの臍の少し下に胎児の小部分が触れたら
回旋異常の可能性があるので，仰向けの体位を
避けるように指導しましょう（p.79 の **図 2-6** 参
照）．

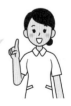

表 2-2　妊娠週数ごとの日本人推定体重基準値

妊娠週数	推定体重 (g)				
	− 2.0 SD	− 1.5 SD	mean	+ 1.5 SD	+ 2.0 SD
22 W + 0	320	357	469	580	617
23 W + 0	386	430	560	690	733
24 W + 0	461	511	660	809	859
25 W + 0	546	602	771	940	996
26 W + 0	639	702	892	1,081	1,144
27 W + 0	742	812	1,023	1,233	1,304
28 W + 0	853	930	1,163	1,396	1,474
29 W + 0	972	1,057	1,313	1,568	1,653
30 W + 0	1,098	1,191	1,470	1,749	1,842
31 W + 0	1,231	1,332	1,635	1,938	2,039
32 W + 0	1,368	1,477	1,805	2,133	2,243
33 W + 0	1,508	1,626	1,980	2,333	2,451
34 W + 0	1,650	1,776	2,156	2,536	2,663
35 W + 0	1,790	1,926	2,333	2,740	2,875
36 W + 0	1,927	2,072	2,507	2,942	3,086
37 W + 0	2,059	2,213	2,676	3,139	3,294
38 W + 0	2,181	2,345	2,838	3,330	3,494
39 W + 0	2,292	2,466	2,989	3,511	3,685
40 W + 0	2,388	2,572	3,125	3,678	3,862
41 W + 0	2,465	2,660	3,244	3,828	4,023

〔日本超音波医学会用語診断基準委員会：超音波胎児計測の標準化と日本人の基準値. 超音波医学, 30 (3)：429, 2003 より許諾を得て転載, 一部改変〕

2) 分娩経過のアセスメントに必要な技術

(1) 陣痛の測定

●触診法による測定

・測定にはストップウォッチや秒針のついた時計を用いる

・産婦の子宮底部の腹壁に手掌をあて，腹壁を通して陣痛発作と間欠
時間を測定する（**図 2-2**）．冷たい手で触れると産婦は不快に感じ
るため注意する

・腹壁の厚さや羊水量などの影響を受けるため，測定は産婦の自覚を
確認しながら行う

・触診法は，歩行や入浴による陣痛促進ケア実施時に簡単に測定でき
る利点がある

●分娩監視装置を用いた測定（外測法）

・分娩監視装置の装着手順は p.21 参照のこと

・測定時の体位はセミファーラー位が適しているが，産痛によっては
側臥位や座位で装着する

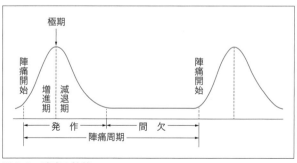

図 2-2　陣痛の性状

（有森直子編：母性看護学Ⅱ．第 2 版，p.153，医歯薬出版，2020 を参考に作図）

2）分娩経過のアセスメントに必要な技術

(2) 胎児心拍数モニタリング

●**分娩監視装置を装着する**（装着手順は p.21 参照）
●**胎児の健康状態の評価**
・CTG より reassuring fetal status か non reassuring fetal status かを判断する
●**reassuring fetal status とは，以下の①〜④すべてが揃った状態をいう（図 2-3）**

①**胎児心拍数基線が正常である**
　正常基線：110〜160 bpm
　　　　　　　（161 bpm 以上は頻脈，110 bpm 未満は徐脈）
②**基線細変動が正常である**
　6〜25 bpm の基線細変動が常時みられる状態をいい，胎児の中枢神経・自律神経機能が正常に機能していることを意味する
③**一過性頻脈がある**
　心拍数が開始からピークまで 30 秒未満の急速な増加で，開始から頂点までが 15 bpm 以上，元に戻るまでの持続時間が 15 秒以上 2 分未満のものをいう
④**一過性徐脈（図 2-4）がない**
・早発一過性徐脈：子宮収縮に伴って，心拍数減少の開始から最下点まで 30 秒以上の経過で徐々に下降し，その後，子宮収縮の消退とともに回復する心拍数低下で，その一過性徐脈の最下点と対応する子宮収縮の最強点の時期が一致しているものをいう

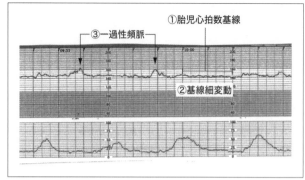

図 2-3　CTG の判読

基線細変動とは上下の細かい揺れである.

胎児心拍数基線は 2 分間以上持続する部分で測定する.

・**遅発一過性徐脈**：子宮収縮に伴って，心拍数減少の開始から最下点まで 30 秒以上の経過で緩やかに下降し，その後子宮収縮の消退に伴い緩やかに元に戻る心拍数低下で，子宮収縮の最強点に遅れてその一過性徐脈の最下点を示すものをいう

・**変動一過性徐脈**：15 bpm 以上の心拍数減少が 30 秒以内の経過で急速に起こり，その開始から回復まで 15 秒以上 2 分未満を要するものをいう

・**遷延一過性徐脈**：心拍数が基線より 15 bpm 以上低下し，徐脈開始から元に戻るまでの時間が 2 分以上 10 分未満の徐脈をいう

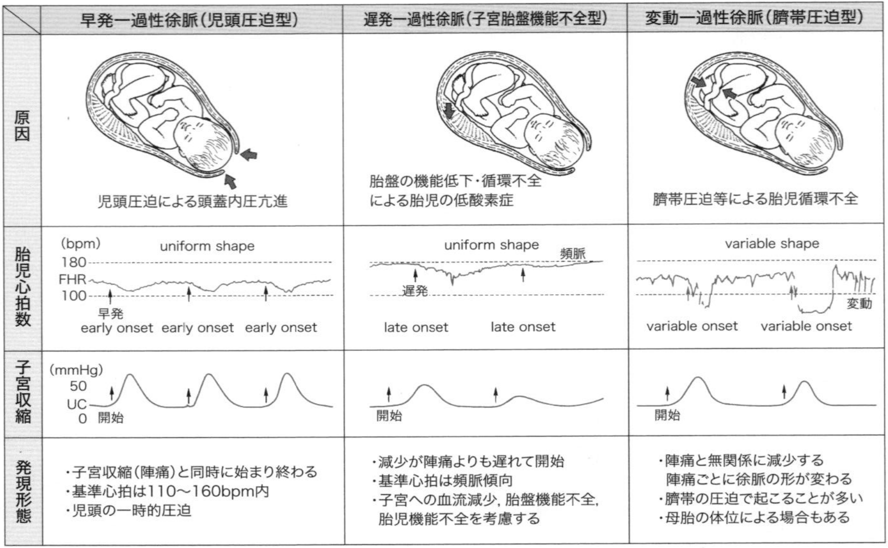

	早発一過性徐脈（児頭圧迫型）	遅発一過性徐脈（子宮胎盤機能不全型）	変動一過性徐脈（臍帯圧迫型）
原因	児頭圧迫による頭蓋内圧亢進	胎盤の機能低下・循環不全症による胎児の低酸素症	臍帯圧迫等による胎児循環不全
胎児心拍数	(bpm) 180 ‥‥‥ uniform shape FHR 100 ‥‥‥ 早発 early onset early onset early onset	uniform shape 頻脈 遅発 late onset late onset	variable shape 変動 variable onset variable onset
子宮収縮	(mmHg) 50 UC 0 開始	開始	開始
発現形態	・子宮収縮（陣痛）と同時に始まり終わる ・基準心拍は110～160bpm内 ・児頭の一時的圧迫	・減少が陣痛よりも遅れて開始 ・基準心拍は頻脈傾向 ・子宮への血流減少、胎盤機能不全 胎児機能不全を考慮する	・陣痛と無関係に減少する ・陣痛ごとに徐脈の形が変わる ・臍帯の圧迫で起こることが多い ・母胎の体位による場合もある

図 2-4 胎児心拍数一過性徐脈の判断基準
(村本淳子，他編：母性看護学I 妊娠・分娩．第2版，p.221，医歯薬出版，2006 をもとに作図)

1）入院時の状態に応じた支援

（1）陣痛発来

■ **アセスメントポイント**

● p.58～62「分娩経過のアセスメントポイント」参照

■ **健康課題**

分娩3要素（図2-5）の相互関係が良好で，分娩進行が順調である

■ **計　画**

● **目　標**　・分娩が順調に進行する
　　　　　　・胎児は健康である
　　　　　　・産婦は分娩の進行に適応している

● **具体策**　・ビショップスコア（p.58）を採点する
　　　　　　・分娩監視装置を装着し，児の健康状態を判断する
　　　　　　・バースプランを確認する
　　　　　　・分娩進行と産痛緩和のための支援をする

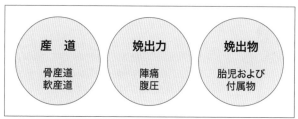

図 2-5　分娩 3 要素

■ 実　施

- 内診の介助をする（p.22 参照）
- 分娩監視装置を装着する（外測法）（p.21 参照）
- 産婦がリラックスできる環境を提供する
- 分娩進行状況と予測を産婦に伝え，バースプランをもとに分娩を進めるための調整を行う

■ 評価基準

- 陣痛が規則正しく継続し，分娩が進行している
- 胎児機能不全の徴候が認められない
- 産婦が分娩進行と産痛緩和のための行動をとることができている

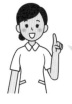

入院時に規則的な陣痛（10分間隔以内，1時間に6回以上）になった時刻を確認しましょう．
その時刻が分娩第1期の始まりです．

1) 入院時の状態に応じた支援

(2) 分娩誘発

■ アセスメントポイント

● p.58〜62「分娩経過のアセスメントポイント」参照

● 分娩誘発の理由（表2-3）は何か

● 子宮収縮薬を投与することに対して，医師より説明を受け，理解しているか

■ 健康課題

過強陣痛により，子宮破裂や胎児機能不全を起こす可能性がある

表2-3　陣痛誘発もしくは促進の適応となりうる場合

医学的適応	胎児側の因子	児救命等のために新生児治療を必要とする場合
		絨毛膜羊膜炎
		過期妊娠またはその予防
		糖尿病合併妊娠
		胎児発育不全
		巨大児が予想される場合
		子宮内胎児死亡
		その他，児早期娩出が必要と判断された場合
	母体側の因子	微弱陣痛
		前期破水
		妊娠高血圧症候群
		墜落分娩予防
		妊娠継続が母体の危険を招くおそれがある場合
非医学的適応		妊産婦側の希望等

（日本産科婦人科学会編：産婦人科研修の必修知識 2016-2018. p.297，日本産科婦人科学会，2016 より許諾を得て転載）

■ 計 画

- ●**目　標** ・分娩誘発の理由を理解している
  - ・胎児機能不全の徴候が認められない
  - ・産婦が出産に前向きに取り組む
- ●**具体策** ・オリエンテーションを行う
  - ・分娩監視装置により陣痛回数と胎児心拍数を管理する
  - ・精密持続点滴装置（輸液ポンプ）を管理する
  - ・2 時間を目安にバイタルサイン測定を行う
  - ・産痛緩和の支援を行う
  - ・精神的支援を行う

■ 実 施

- ●**分娩誘発の同意書を確認する**
- ●**ビショップスコア（p.58）を採点する**
- ●**分娩監視装置を装着し，胎児の健康状態を評価する**
- ●**使用する子宮収縮薬を確認する**
- ●**輸液ポンプを用いて，子宮収縮薬の量を管理する**

分娩誘発時の留意点

・投与中は持続的に分娩監視装置を装着し，過強陣痛，胎児機能不全の有無を監視する

・適宜，排尿を促し，禁飲食でなければ水分，食事の摂取を促す

・陣痛は徐々に強くなるため，側臥位，座位，四つん這いなど安楽な体位の確保を行う

・陣痛が強くなるにつれて産婦は不安になるため，子宮収縮薬の投与中は産婦に寄り添う

■ 評価基準

● 過強陣痛の徴候が認められない
● 胎児機能不全の徴候が認められない
● 分娩進行が順調である
● 産婦の精神状態は安定している

子宮収縮薬にはオキシトシン，プロスタグランジンF_{2α}，プロスタグランジンE_2錠があります．それぞれの薬剤の特徴や投与法を調べておきましょう！

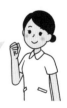

1）入院時の状態に応じた支援

（3）前期破水

■ アセスメントポイント

- ●p.58〜62「分娩経過のアセスメントポイント」参照
- ●破水した時刻からどのくらい経過しているのか
- ●羊水は混濁していないか，臭気はないか
- ●排出される羊水量は多くないか
- ●超音波検査で羊水の残量に問題はないか
- ●臍帯の下垂・脱出はないか
- ●胎位は頭位か

■ 健康課題

前期破水に伴い，感染を起こす可能性がある

■ 計　画

- ●目　標　・感染を起こさない
  - ・胎児機能不全を起こさない
- ●具体策　・感染予防を徹底する
  - ・ビショップスコア（p.58）を採点する
  - ・胎児管理を行う
  - ・精神的支援を行う

■ 実　施

● **感染徴候の観察と予防**
・頻回にバイタルサインを測定する
・感染に関する血液検査を行う
・清潔なパッドをあて，頻回に交換する
・抗菌薬を投与する
● **内診の介助をする（p.22 参照）**
● **分娩監視装置を装着する**
・陣痛発来と胎児心拍数のモニタリングを行う（p.64〜66 参照）
● **精神的支援**
・前期破水で入院する場合，分娩の目処が立たないことや，子宮収縮薬を用いた分娩誘発を行う可能性があることなどが産婦を不安にさせる要因となるため，産婦に寄り添い，思いを聞く

■ 評価基準

● **母体の血液検査データやバイタルサインから，感染徴候が認められない**
● **胎児機能不全の徴候が認められない**
● **羊水混濁や臍帯脱出がない**
● **産婦の精神状態は安定している**

2）分娩第 1 期（分娩開始～子宮口全開大）の支援

（1）産婦の基本的ニーズの充足

■ **アセスメントポイント**

● **分娩進行状態はどの程度か**（p.58～59 参照）
● **産婦の基本的ニーズは充足しているか**
・食事・水分は十分摂れているか
・休息や睡眠はとれているか
・排泄状況はどうか
・身体の清潔は保たれているか
● **産婦の精神状態はどうか**
・分娩進行や産痛に対する思いはどうか
・産婦を取り巻く人的環境（パートナーや家族，医療者など）はどう
　か
・産婦を取り巻く物理的環境はどうか

■ **健康課題**

基本的ニーズが充足され，分娩第 1 期が順調に経過している

■ **計　画**

● **目　標**　・分娩進行に応じて基本的ニーズが充足されている
● **具体策**　・基本的なニーズ充足への支援（エネルギー確保，排泄，
　　　　　　　　清潔，睡眠と休息，精神的安定）を行う
　　　　　　　・分娩進行に対する支援を行う

■ 実　施

●エネルギー確保のための支援

・分娩に必要な体力を維持するため，産婦が食べたいものを勧める

・分娩時は嘔気や嘔吐を伴いやすく，消化吸収能力が落ちているため，消化のよいものを勧める

・分娩を停滞させないように栄養価の高いものを勧める

・咀嚼の回数が少なく，食べやすいものにする

例：バナナ，プリン，一口サイズのおにぎり，スープ，果物，栄養ドリンクなど

・呼吸法により口や喉が渇きやすいため，適時，水分の補給を促す

●排泄の支援

・分娩進行を促すため，3〜4時間ごとに排尿を促す

・自力での排尿が困難で，膀胱充満が著しい場合には，導尿を行う

・排便がなく，産婦が不快感を示したり，内診時に便の貯留が著明であれば，分娩の進行状況を確認したうえでトイレでの排便を促す

●清潔の支援

・発汗が著明であれば，分娩進行に応じてシャワー浴や入浴（未破水の場合）を促す．分娩が進行している場合には温かいタオルで清拭を行う

・分娩進行に伴う分泌物や羊水の流出で外陰部は汚れやすいため，定期的に清潔なパッドに交換する

・呼吸法により口腔内が乾燥し不潔になりやすいため，定期的にうがいや歯磨きを促す

●睡眠と休息への支援

・陣痛の発来が夜中の場合や不眠で疲労している場合は，間欠時にできるだけ休息・睡眠をとることができるよう安楽な体位を勧める

●精神的安定への支援

・適宜，分娩進行状況について説明する

・照明，音楽，アロマなどで落ち着く環境を整備する

・分娩に立ち会うパートナーを支援する：分娩に立ち会うパートナー
　は，刻々と変化する産婦の様相や言動，医療者の言動に敏感に影響
　される．立ち会うパートナーにも分娩進行状態を伝え，産痛への支
　援の方法を示す．また，ときどき気分転換を促し，冷静に立ち会え
　るよう支援をする

■ 評価基準

●分娩経過に応じた食事行動がとれている

●定期的に排泄行為がとれている

●分娩経過に応じた清潔行動がとれている

●分娩経過に応じた睡眠と休息がとれている

●精神的安定を保ちながら，分娩に臨めている

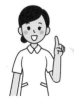

産婦さんの食欲がないときのお勧めはプレーンの
板チョコです．嘔吐・嘔気がなければ，
小さく割って少しずつ食べるように勧めましょう．

2）分娩第 1 期（分娩開始〜子宮口全開大）の支援

（2）産痛緩和

■ アセスメントポイント

● 妊娠中の出産準備に対する積極性はどうか
・出産準備クラスを受講しているか
・バースプランを立案しているか

● 分娩進行状態と産痛の部位・程度
・陣痛は何分間隔できているか
・過強陣痛はないか
・子宮口の状態はどうか
・腰痛，下腹部痛，恥骨痛，鼠径部痛，肛門痛はあるか
・分娩の進行に伴い，産痛部位は変化しているか

● 産痛への対応はどうか
・間欠時にはリラックスができているか
・呼吸法ができているか

● 回旋異常などの胎児の異常はないか

● 産婦の表情・言動はどうか
・産痛に対して，どのような訴えをしているか
・訴えは肯定的か，否定的か
・表情はどうか

● 産婦を取り巻く環境はどうか
・産婦がリラックスできる環境が整っているか

■ 健康課題

産痛に対応でき，分娩第 1 期が順調に経過している

■ 計 画

- **●目 標** ・産痛に対応できるよう緩和法を実践できる
- **●具体策** ・分娩進行状態を観察し，適宜説明を行う
  - ・そばに寄り添いながら疼痛部位を確認する
  - ・分娩進行に応じた呼吸法や体位を提案する
  - ・ゲートコントロール説を根拠にした産痛緩和法（タッチング・マッサージ・圧迫など）を行う
  - ・罨法を行う
    - ・温罨法は循環を高めることにより筋肉弛緩の効果があり，疼痛に対する感受性が低下する
    - ・冷罨法は感受性の低下によって求心性神経の刺激伝達を遅延させる
  - ・照明，音楽，アロマなどリラックスできる環境を整える
  - ・パートナーの立ち会い分娩を提案する

■ 実 施

●呼吸法
- ・副交感神経を亢進させることでリラックス反応を引き出す効果がある．深呼吸を基本として，吸気よりも呼気を意識して行う

●体位の工夫
- ・クッションや枕などを利用し，安楽な体位を提案する（**図 2-6**）

●タッチング・マッサージ・圧迫法
- ・腰部をさすったり，背骨の両側，仙骨・尾骨を指で圧迫したりする
- ・緊張部分に触れたり，手を握ったりする
- ・パニックになりそうなときは，抱きしめるのも効果的である
- ・肛門圧迫感が出てきたときや，努責の回避を行う場合は肛門を圧迫する

78

側臥位
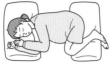

四つん這い
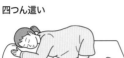

立位
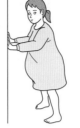

足を広げて膝を軽く曲げ，
両手は壁につける

あぐら
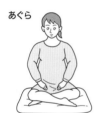

上半身を挙げて
足を広げて座る
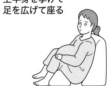

アクティブチェア
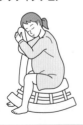

トイレ
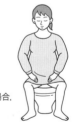

努責感がない場合，
トイレも可能*

図 2-6　産痛緩和のための体位の工夫

*：ただし，排泄により分娩が急激に進行したり，努責を誘発させることもあるので，
　注意が必要である．

●温罨法

・入浴する（ややぬるめの湯船につかる）．ただし，破水している場合は禁忌である
・シャワー浴をする
・足浴はくるぶし 10 cm 上くらいの深さまで湯に入れる
・湯たんぽやホットパックなどを産痛の強い部分にあてる

●冷罨法

・冷タオルを顔にあてる

●アロマ

・疼痛に効果があるとされているものにラベンダー，ゼラニウム，ローズなどがあるが，基本的には産婦の好きな香りを選ぶ

●パートナーの立ち会い分娩

・手を握る，産婦がパニックになったときには抱きしめるなど，パートナーであるからこそできる役割があることを伝える
・パートナーが分娩の進行状態と産婦の様相を冷静にとらえることができるように，適宜，分娩の進行状態を伝え，パートナーとともにタッチング・マッサージ・圧迫法を行う

●リラックスできる環境の工夫

・環境をソフトな色調にし，温かい雰囲気づくりをする
・リラックスできる音楽を流す
・産婦の感覚に合わせて室温を調整する
（硬膜外麻酔を用いた産痛緩和については p.83 の Column 参照）

■ 評価基準

分娩の進行状態に合わせて，産痛緩和のための行動をとることができている

3) 分娩第2期（子宮口全開大～児娩出）の支援

■ アセスメントポイント

●**分娩進行状態はどうか**

・子宮口は全開大しているか

・陣痛は規則的で，胎児娩出に適した強さか

・子宮口が全開大してどれくらい経過しているか

●**産婦の訴えはどうか**

・努責感，排便感，肛門圧迫感はあるか

●**産婦の状態はどうか**

・陣痛に合わせた腹圧があるか

・肛門に手をあてると，押し返される感じ（抵抗感）があるか

・肛門の哆開，会陰の膨隆はあるか

・血性分泌物は増加しているか

・便失禁や尿失禁はあるか

・疲労の状態はどうか

・不安や緊張状態はないか

●**胎児の状態はどうか**（p.61～62，p.64～66参照）

■ 健康課題

分娩第2期が順調に進行している

■ 計 画

- **●目　標** ・安全に健康な児を娩出できる
- **●具体策** ・呼吸法の指導と努責時の支援を行う
  - ・分娩体位を決定する
  - ・外陰部洗浄を行う
  - ・精神的支援を行う

■ 実 施

●呼吸法の指導と努責時の支援

- ・児頭の下降により，陣痛発作時に自然な腹圧が出現するようになることを産婦に伝えておく
- ・無理な努責の誘導は産婦の体力を消耗させ，胎児の低酸素状態を引き起こすため，自然な腹圧の出現前に積極的な努責の誘導は行わない
- ・自然な腹圧の出現時は，「フーウン，フーウン」と短く努責を促し，長い努責にならないように指導する
- ・児頭が発露になったら「ハッハッハッ」と短息呼吸を促し，強い努責を回避させる
- ・発汗が激しいときには温タオルあるいは冷タオルで顔や首の汗を拭く．また，適度な水分を摂るように促す

●有効かつ産婦が望む分娩体位の決定

- ・娩出時の体位には，仰臥位，側臥位，坐位，蹲踞位，四つん這いなどがある．それぞれ利点と欠点があるため，産婦の状態と希望を確認し体位を決定する

●外陰部洗浄

- ・外陰部の洗浄をすることを産婦に伝える
- ・綿花を微温湯に湿らせ，外陰部を洗浄する

● **精神的支援**

・分娩室の環境はやや照度を下げ，音楽やアロマなどを用いて落ち着ける環境を準備する

・室温は出生直後の児のため 26℃程度に設定する

・この時期になると，わが子の誕生が間近に迫った喜びを感じる一方で，産痛の苦痛，体力や気力の限界などを感じるため，寄り添いながら児頭の娩出状況を伝える

・産婦を励まし勇気づけ，否定的な言葉を使わないように気をつける

・児娩出時には，速やかに児の出生を伝え，努力を称賛する

■ 評価基準

● **分娩第 2 期の所要時間は適当である（p.92 の表 2-4 参照）**

● **児のアプガースコア（p.168）は 8〜10 点の範囲にある**

● **産婦の達成感がある**

Column **硬膜外麻酔を用いた無痛分娩**

　硬膜外麻酔を用いることで優れた鎮痛効果が得られる．一方で，子宮収縮力の減退，回旋異常の頻度の上昇，分娩第 2 期の遷延に伴う吸引分娩や鉗子分娩の増加が指摘されている．また，薬剤の副作用で母体発熱や掻痒感を伴うこともある．これらのことをふまえ，無痛分娩を希望する産婦には，十分な説明と同意を得ることが大切である．

　分娩中は，分娩監視装置以外に，麻酔の副作用の有無を確認するため，分娩が終了するまで母体用の生体モニター（心電図・非観血的自動血圧計・パルスオキシメータ）を用いて観察することが必要である．

4) 分娩第 3 期（児娩出〜胎盤・卵膜娩出）の支援

■ アセスメントポイント

- バイタルサインは正常か
- 胎盤剥離徴候はあるか（アールフェルド徴候，キュストネル徴候，シュレーデル徴候など）
- 子宮収縮状態は良好か
- 胎盤娩出様式は何か（シュルツェ式，ダンカン式，混合，用手）
- 子宮の硬度は良好か
- 後陣痛はあるか
- 出血の性状はどうか
- 出血量は正常範囲内（500 mL 以内）か
- 胎盤・卵膜の欠損や異常はないか
- ・胎盤・卵膜の欠損，胎盤の大きさ・副胎盤の有無など，子宮収縮に影響を与える所見はないか
- 胎盤娩出までの所要時間はどのくらいか

■ 健康課題

スムーズに胎盤が娩出され，子宮収縮が良好である

■ 計 画

- 目 標 ・胎盤がスムーズに娩出される
- ・子宮収縮は良好である

- ●具体策 ・バイタルサインを測定する
    - ・子宮収縮状態を確認する
    - ・胎盤を計測する
    - ・出血量を確認する

■ 実　施

- ●胎児娩出後に子宮底を確認する
- ●血圧を測定する
- ●胎盤剥離徴候を確認し，軽く子宮底の輪状マッサージを施行し，胎盤娩出を促す
- ●胎盤娩出後に子宮底を触診し，子宮収縮状態や子宮内反の有無を確認する
- ●出血量を速やかに測定する
- ●娩出された胎盤・卵膜に欠損や異常がないかを確認し，計測を行う

■ 評価基準

- ●子宮収縮が良好である
- ●出血が正常範囲内である
- ●胎盤・卵膜の欠損や異常がない

5) 分娩第4期（胎盤・卵膜娩出〜娩出後2時間）の支援

■ アセスメントポイント

●出血の誘因となるものはあるか
・出血量はどの程度か
・子宮は速やかに硬く収縮しているか
・胎盤・卵膜に欠損や異常はないか
・膀胱充満はないか

●外陰部に異常はないか
・浮腫・発赤・腫脹・縫合部の離開・流血・皮下出血はないか
・血腫を疑うような肛門圧迫痛やズキズキした疼痛はないか

●脱肛はないか

●一般状態に変化はないか
・バイタルサインに変化はないか
・顔色，疲労感の程度に異常はないか

●自力排尿はみられるか

●児への愛着がみられるか
・児に関心がある言動がみられるか

■ 健康課題

●子宮復古過程が順調である

●児への愛着行動がある

■ 計　画

- **●目　標**　・子宮復古過程が順調に進み，日常生活動作（activities of daily living；ADL）の拡大がみられる
  - ・児への愛着行動が増す
- **●具体策**　・子宮復古促進を支援する
  - ・基本的ニーズの充足を支援する
  - ・精神面に対する支援を行う
  - ・早期母子接触と授乳を支援する
  - ・産褥経過に対する教育を行う

■ 実　施

●子宮復古促進のための支援

- ・子宮底の輪状マッサージ（p.108 参照）を行う
- ・膀胱充満を避ける（自然排尿を促し，必要に応じて導尿を行う）
- ・必要時，子宮収縮薬を投与する
- ・授乳を促す

●基本的ニーズの充足

- ・温かいタオルで全身・外陰部を清拭し，更衣を行う
- ・口渇があれば飲み物を提供する．空腹があれば出血量が正常範囲内で子宮収縮が良好であることを確認し，軽食を提供する
- ・気持ちよく休息できるよう，保温，室温，音など環境に配慮する
- ・家族との面会のための環境を提供する
- ・出血量が正常範囲内で子宮収縮が良好であれば，早期に自力排尿を促す．分娩後，はじめてトイレに行くときは，縫合部痛や後陣痛，足のふらつきや脳貧血などで歩行困難や転倒の危険性がある．歩行前に疼痛の有無，出血量，血圧を確認し，ベッドサイドで立位を数分保ち，付き添ってゆっくり歩行させる

●精神的安定への支援

・出産に対する思いの表出への支援：出産の振り返りのなかで，わだかまりや失敗感を表出したときは訴えを聞き，自分らしく頑張ったことを伝える

●早期母子接触と授乳の支援

・母親に早期母子接触の希望の有無を確認する

・母親のバイタルサインに問題がなく，疲労困憊していないかを確認する

・児に胎児機能不全や新生児仮死がなく，早産児や低出生体重児でないことを確認する

・医師や助産師が母子の状況を確認し，早期母子接触ができるか否かを判断する

・母親への支援：母親の上体を挙上し（30 度前後），胸腹部の汗を拭う．裸の児を抱っこさせ，母子の胸と胸を合わせ両手でしっかり児を支えられるようにする（このとき，児が乳首を吸啜できるように援助する）

・児への支援：ドライアップする／児の顔を横に向け，鼻腔閉塞を起こさず，呼吸が楽にできるようにする／温めたバスタオルで児を覆う／パルスオキシメータのプローブを下肢に装着するか，担当者が実施中付き添う／呼吸状態，冷感・チアノーゼの有無，バイタルサインを測定し記録する

・早期母子接触の実施中は，施設の基準に沿った記録をする

・母親の傾眠傾向，児の呼吸やバイタルサインの異常，活気の低下がみられる場合や，担当者が付き添えない状況になった場合には，早期母子接触をただちに終了する

●産褥経過に対する教育

・後陣痛・悪露・縫合部痛・脱肛について説明する

・子宮収縮促進のためのセルフケア行動として，子宮底を手で確認

し，マッサージする方法と，定期的に排尿する必要性を説明する

・初回歩行時の注意事項について説明する

・入院中のスケジュールについて説明する

■ 評価基準

● 出血量が正常範囲（500 mL 以内）をこえない

● 後陣痛や縫合部痛，外陰部痛を自覚しつつも，身のまわりのことが
　自分でできる

● 児への愛着行動がみられる

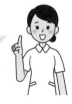

出産後，はじめてトイレ歩行を介助するときは
転倒に要注意！
トイレまでは無事に歩けても，排尿中や排尿後,
ベッドに戻るときに転倒する可能性もあるため,
気を抜かずに，しっかりと付き添いましょう.

6) 正常から逸脱した産婦への支援

(1) 前期破水

■ アセスメントポイント

- p.72〜73「前期破水」参照
- 破水した時刻からどのくらい経過したか
- 羊水の混濁がみられないか
- 排出される羊水量が多すぎることはないか
- 超音波検査で羊水量の過少がみられないか
- 臍帯の下垂・脱出はないか
- 胎位は頭位か

■ 健康課題

- 前期破水に伴い，感染を起こす可能性がある
- 羊水減少に伴う胎児・臍帯への圧迫により，胎児機能不全が起こる可能性がある

■ 計 画

- **目 標** ・胎児への感染防止と羊水流出による胎児への圧迫が最小限となり，分娩進行が促進される
- **具体策** ・感染を予防し，感染徴候の出現を早期に発見する
  - ・羊水の性状の変化の有無を確認する
  - ・陣痛を促進する
  - ・胎児管理を行う
  - ・精神的支援を行う

■ 実　施

●感染予防
・陰部の清潔を保つ（パッドをこまめに交換する／シャワー浴をするなど／入浴は禁忌）
・適宜，バイタルサインを測定する
・適宜，血液検査データを確認する（WBC，CRP）
・抗菌薬の投与を行う

●羊水の観察
・パッドを適宜交換し，羊水混濁の有無を確認する

●陣痛の促進
・歩行は児頭が骨盤腔内に陥入していなければ禁忌とする
・必要時，子宮収縮薬の投与を行う

●胎児管理
・分娩監視装置を装着する
・適宜ドプラ法にて胎児心拍数の聴取をする

●基本的ニーズの充足
・p.74〜76 参照

●精神的支援

■ 評価基準

●細菌感染徴候の出現を予防できる
●胎児は健康で，羊水混濁の出現や胎児機能不全の徴候が認められない
●分娩が進行する

6) 正常から逸脱した産婦への支援

(2) 微弱陣痛

■ アセスメントポイント

- 陣痛間隔は何分おきか，陣痛持続は何分か
- 分娩進行が停滞していないか（表2-4）
- 回旋異常はないか
- 子宮筋の過伸展，子宮筋腫，子宮の奇形はないか
- 食事は摂取できているか
- 疲労感はないか
- 睡眠不足はないか，休息はとれているか
- 膀胱や直腸の充満はないか
- 頻回の嘔吐はないか
- 恐怖や不安などの精神的影響はどうか

■ 健康課題

体力の消耗により微弱陣痛を引き起こしている可能性がある

■ 計　画

- **目　標** ・体力の消耗が改善され，分娩が進行する

表2-4　分娩所要時間

分娩期 出産歴	分娩第1期 分娩開始から 子宮口全開まで	分娩第2期 子宮口全開から 胎児娩出まで	分娩第3期 胎児娩出から 胎盤・卵膜娩出まで
初産婦	10～12時間	1～2時間	15～30分
経産婦	5～6時間	30分～1時間	10～20分

●**具体策** ・エネルギーの摂取を促す

・排尿・排便を促す

・安楽な体位となるよう工夫する

・環境を整備する

・精神的安定への支援を行う

■ 実　施

①食べやすく消化しやすい，エネルギーとなる食事を勧める

（p.75 参照）

②定期的に排泄を促す（p.75 参照）

③安楽な体位の工夫

・同一体位を避ける

・クッションや抱き枕を用いて，休息をとりやすい体位を工夫する

④環境整備

・音楽やアロマ，照明など，リラックスできるような環境整備を行う

⑤精神的安定への支援

・分娩進行がイメージと違っていたり，産婦自身が体力の限界を感じたりしていると不安が助長される．そばに寄り添いながらマッサージやタッチングを行う．また，進行状況を説明し，産婦に確認をとりながら上記①～④のケアを行う

⑥子宮収縮薬の使用（p.69～71 参照）

■ 評価基準

●**体力の消耗が改善される**

●**分娩進行がみられる**

・陣痛周期は規則的で，痛みを伴う陣痛になる

・子宮口の開大・展退，児頭の下降が進行する

6) 正常から逸脱した産婦への支援

(3) 分娩時異常出血

■ アセスメントポイント

●異常出血を引き起こす因子はないか

・血液検査データはどうか

　（血色素・凝固系の異常，まれな血液型，不規則抗体陽性）

・子宮奇形はないか

・子宮筋腫はないか

・経産婦であれば，前回の分娩時の異常出血や帝王切開術の既往はあるか

●出血の原因は何か（表2-5）

●子宮筋の過度の伸展はないか

・胎児の状況はどうか（巨大児，多胎）

・羊水過多がみられないか

●胎盤は子宮頸部近くに付着していないか

●分娩進行に異常はないか

・微弱陣痛，遷延分娩，急速な分娩ではないか

表 2-5　分娩後の出血の鑑別

	弛緩出血	頸管・腟壁裂傷
出血の状態	波状的	持続的
血液の色調	暗赤色	鮮血
子宮の状態	軟	硬

（立岡弓子監修：新訂版　周産期ケアマニュアル. p.184, サイオ出版，2013 をもとに作成）

- ●分娩様式は何か（自然分娩，鉗子分娩，吸引分娩）
- ●産道裂傷はないか
- ・頸管裂傷，腟壁裂傷，会陰裂傷の有無
- ●分娩後の子宮収縮状態はどうか

■ 健康課題

- ●子宮収縮不全により，出血が増加する可能性がある
- ●軟産道の損傷により，出血が増加する可能性がある

■ 計 画

- ●目 標 ・子宮収縮が促進される
  - ・出血性ショックが起こらない
- ●具体策 ・出血への対応を行う

■ 実 施

- ●出血への対応
- ・体位は安静臥床とし，大量出血が予想される時はショック体位をとる
- ・マンパワーを確保する
- ・子宮収縮の促進を助ける：子宮底部の輪状マッサージの実施（p.108 参照），子宮収縮薬の投与，膀胱充満を避けるなど
- ・バイタルサインの観察：血圧，脈拍，ショックインデックス＊，SpO$_2$，呼吸，四肢冷感，冷汗，チアノーゼの有無などを確認する
  ＊：ショックインデックス＝1 分間の脈拍数÷収縮期血圧
- ・採血の準備を行う
- ・輸液・輸血の準備：血管確保と輸液を準備する．分娩時出血が 1,000 mL 以上，ショックインデックスが 1 をこえていれば輸血を考慮する

・尿量の管理：膀胱内留置カテーテルを挿入し，尿量を観察する

・保温

・産婦の自覚症状の確認：後陣痛の有無，疼痛部位，気分不快の有無，眠気の有無を確認する

・出血持続とバイタルサイン異常，またはショックインデックスが1.5をこえる場合は，ただちに輸血を開始し，高次施設への搬送準備を行う

・家族への説明を行う

●**出血性状と量の観察**

・出血量の測定のため，あらかじめ計量されているナプキンを使用する

・出血の色は暗赤色か鮮血かを確認する

・流血は間欠的か持続的かを確認する

・出血量は定期的に測定し，出血量が減少してきているのか，増加しているのかを観察する

●**産婦・家族への状況説明と精神的支援**

■ 評価基準

●**出血量が減少する**

●**血液検査データは正常範囲にある**

●**バイタルサインは正常範囲である**

●**貧血の自覚症状はない**

●**ADLの拡大と児への関心がみられる**

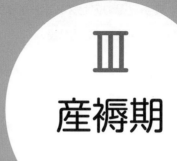

Ⅲ

産褥期

1) 産褥経過のアセスメントポイント

(1) 子宮・全身の復古状態

● **子宮の復古状態は順調か，妨げる因子はないか（p.102～103 参照）**
・子宮はやや右傾した状態か
・子宮底の長さ（高さ）は産褥日数に応じて変化しているか（**表3-1**）
・子宮底は硬く触れるか
・悪露排泄量は適量か
・悪露の色は産褥日数に応じて変化しているか（**表3-1**）
・悪露混入物や凝血はないか
・悪露に臭気（悪臭）はないか
・後陣痛があるか，強すぎないか
・膀胱充満，直腸充満はないか

● **外陰部・会陰部の回復状態は良好か**
・腫脹・浮腫，血腫，発赤，皮下出血，疼痛はないか
・創部癒合状態は良好か

● **全身の回復状態は良好か，回復を妨げる因子はないか**
・バイタルサインは正常範囲か
・食欲があり，必要量の摂取ができているか
・十分な休息，睡眠がとれているか
・必要な動きはできているか（早期離床，産褥体操など）
・貧血はないか（ヘモグロビン値は正常範囲か，めまいや動悸はないか，血圧，脈拍，顔色に変化はないか）
・排泄機能は順調か
　尿：自然排尿はあるか，排尿時痛はないか，尿量はどうか，残尿感はないか，尿検査データはどうか（尿蛋白は出ていないか，尿

表 3-1　子宮底と悪露の変化

産褥日数	子宮底の長さ	子宮底の高さ	悪　露
分娩直後	11〜12 cm	臍下 2〜3 横指	血性（赤色）悪露
産褥第 1 日	15〜17 cm	臍高〜臍下 1 横指	
2 日	12〜13 cm	臍下 1〜2 横指	
3〜4 日	9〜11 cm	臍下 3〜4 横指	
5 日	8〜9 cm	臍と恥骨結合の中間	褐色悪露
9〜10 日		恥骨結合上縁	
10〜14 日		腹壁上から触れない	黄色悪露
4〜6 週			白色悪露
6 週後		ほぼ非妊時に同じ	分泌停止

　　糖陽性持続はないか）

　便：産褥 3 日までに排便はあったか，脱肛はないか，ある場合はそ
　　の大きさはどうか

・体重は減少したか

・浮腫はないか

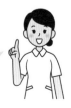

巨大児や多胎出産，羊水過多など子宮筋の
過度伸展があった場合，分娩時微弱陣痛など
子宮筋の疲労がある場合は，特に子宮復古状態を
注意して確認しましょう.

1）産褥経過のアセスメントポイント

(2) 母乳栄養確立状態

● **母乳栄養確立の可能性はあるか**
・乳房の強度の緊満，疼痛，発赤，熱感はないか
・腋窩リンパ節の腫脹や疼痛はないか
・乳管口の開口状態は良好か
・泌乳，射乳はあるか
・疲労はないか
・栄養が必要量摂取できているか
・乳汁分泌量は児にとって適当か

● **直接授乳できる状況か**
・乳頭が突出しているか
・乳頭部に亀裂，炎症，浮腫はないか

● **適切な授乳姿勢がとれているか**
・乳房，乳頭とその児に合った抱き方ができるか
・適切な乳頭の含ませ方ができるか

● **母乳栄養への意欲はあるか**
・母乳栄養の利点を理解しているか
・疲労していないか
・母乳栄養に対する不安はないか

● **児の哺乳に関する状態が理解できているか**
・児は母乳を飲める状態か（健康で強い吸啜力をもっているか，舌小帯，口唇口蓋などに身体的問題はないか）
・児の欲求に合わせて授乳ができているか（児は覚醒しているか，空腹状態にあるか，母乳が飲まれているサインや母乳を飲みたがっているサインがわかっているか）

1) 産褥経過のアセスメントポイント

(3) 母子関係

● **母子関係はスムーズか**

・出産の喜びを感じているか

・児に対して関心を示しているか（児のことを話題にするか，児のことを話すときに表情があるか，児との対面を喜ぶか，児に対して笑みを示すか）

● **児に接触し，愛着を示すか**

・児に言葉かけをするか，児に直接触れようとするか，児をじっと見つめるか，抱く，なでる行動があるか

● **母親としての自己概念は肯定的か**

● **育児行動獲得状況はどうか**

・育児行動をとろうとするか

・育児の知識をもっているか

・育児の技術を習得し，実践できるか（おむつ交換，更衣など）

・母親は心身ともに健康または回復過程にあるか

・児に身体的問題はないか

● **母子を取り巻く家族状況はどうか**

・母子を支える家庭は円満か

・家族の役割の変化が考えられているか

・家族内での役割分担の調整ができているか

・育児についての考えをパートナーとともに話し合っているか

・上の子がいる場合は，その子への対応について考えられているか

・サポートシステムを理解できているか

2) 産褥経過のアセスメントに必要な技術

(1) 子宮復古状態の観察

●**子宮底の測定（子宮収縮状態の観察；p.98〜99 参照）**

・褥婦に排尿，排便をすませておくよう伝える

・これから行うことについて褥婦に説明し，ベッド上で仰臥位になってもらう

・腹帯をはずし，装着していたパッドを殿部の下に置く

・両膝を立ててもらい，必要時，子宮底の輪状マッサージを行う

・子宮の収縮状態（子宮の高さと硬さ），子宮の位置（前傾前屈）を触診にて観察する

・両膝を伸ばしてもらい，子宮底の長さまたは高さを測定する

  子宮底の長さ：恥骨結合上縁にメジャーの 0 を合わせ，示指と中指の間にメジャーをはさみ，子宮底部までもっていき，その長さを測定する

  子宮底の高さ：臍下に指を横にして置き，子宮底部までの距離を測定する（簡便な方法だが，正確な測定には子宮底の長さを測る）

・パッドが汚れた場合は取り替え，新しいパッドを固定する

・腹帯を巻き，衣類，寝具を整える

●**子宮内膜再生の観察（悪露の観察；p.98〜99 参照）**

・早朝，排尿時に交換したパッド，または輪状マッサージをしたときに排出する悪露を観察する

・悪露の量や色・性状，混入物（凝血，卵膜，胎盤片など）の有無，臭気などを観察する

  悪露の量：悪露が少量で，計量器で測定できない場合は，どのくらいの大きさのパッドにどのくらいの面積で悪露が付着しているのかを確認する

色・性状：悪露の色・性状は以下の①〜④のように分類できる

①**赤色悪露**：おもに血液と脱落膜からなり，胎脂，ぜい毛，胎便
　　　　　　などが混じっていることもある

②**褐色悪露**（漿液性悪露）：出血量が減少してきて，血色素が分
　　　　　　　　　　　　　解され褐色を呈している

③**黄色悪露**：赤血球成分がほとんど消失して白血球成分が増加し
　　　　　　てきており，黄色を呈している

④**白色悪露**：白色の帯下である

臭気：初期には軽い甘臭，1週頃よりやや鼻につくにおいがあるが，
　　悪臭はしない

混入物：卵膜，胎盤の一部が混入している場合は異常である．卵膜
　　はやや白みがかった膜状のものである．胎盤の一部は凝血と間違
　　えやすいが，つぶして血液状になるものは凝血，壊れないものは
　　胎盤と考えてよい

子宮復古状態は
・子宮の大きさ（高さ）と硬さと位置
・直接は見えない子宮内膜の再生（悪露）
で確認するのね！

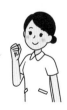

103

2) 産褥経過のアセスメントに必要な技術

(2) 乳汁分泌の観察

●乳房の観察（図3-1）

・**乳房うっ積**：分娩後3〜4日目に起こる．皮下静脈が著しく怒張し，血液・リンパ液がうっ滞するために乳房は硬く腫脹し，特に深部に結節状の硬結（腫脹した乳腺）を触れ，乳汁分泌は少なく，褥婦は緊満感または疼痛を訴える

・**乳汁うっ滞**：分娩後4日目頃より起こる．乳腺房内が乳汁で充満されるため乳房痛を起こすが，乳汁分泌はよい

●乳汁分泌状態の観察

・乳汁分泌状態は，乳房緊満，乳汁うっ滞，乳管口の開口数，射乳の数，乳汁の性状（初乳か成乳か）*を総合的に観察する

＊：「初乳」は水様半透明で淡黄色を呈し，塩類が多く含まれており，手に触れるとペタペタする．一方「成乳」は白色不透明で，初乳に比べ蛋白質が少なく乳糖が多い．さらさらした感じがある

●乳頭・乳房の型の観察

・**乳頭**：扁平乳頭，陥没乳頭は児が吸啜しにくく，乳管口が開きにくくなるので，初回授乳前に観察する（**表3-2**）．乳頭をひっぱり，乳頸部がどのくらい伸びるか観察する

・**乳房**：**表3-3**のようなタイプがある

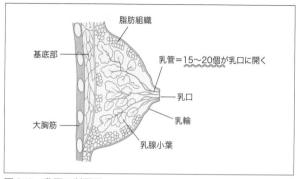

図 3-1　乳房の断面図

表 3-2　乳頭の形態

正常乳頭	扁平乳頭	陥没乳頭	(短) 小乳頭

表 3-3　乳房のタイプ

Ⅰ	Ⅱ	Ⅲ
	a　　　　b	

Ⅰ型：扁平なもの. 膨隆軽度.

Ⅱ型：おわん型のもの. 膨隆著明. さらに下垂を伴わないもの
(a) と, 下垂しているもの (b) に分類される.

Ⅲ型：下垂の著しいもの.

1）復古過程にある褥婦への支援

（1）子宮復古

■ アセスメントポイント

●子宮筋の疲労や過度の伸展はないか

・遷延分娩，巨大児出産，羊水過多，多胎分娩ではなかったか

・何回目の出産か

・年齢は何歳か

・分娩時出血は多くなかったか

・分娩所要時間はどのくらいか

●産後の復古は順調か

・食欲があり，食事を摂取しているか

・排泄は順調か（便秘はしていないか，尿閉はないか）

・疲労感はないか（睡眠は十分にとれているか，貧血はないか）

・子宮底は産褥日数に比して高くないか（p.99 の**表 3-1** 参照）

・子宮底は硬く触れるか

・悪露に異常はないか（量，色，混入物の異常）

■ 健康課題

子宮復古は順調に経過しつつある

■ 計　画

●**目　標**・子宮収縮状態・悪露は産褥日数に応じて変化している

　　　　　・会陰切開縫合部痛は軽減し，感染の徴候がみられない

●**具体策**・体位の工夫，早期離床により悪露の停滞を防ぐ

　　　　　・排尿，排便を整える

・子宮支持組織の回復を促すために産褥体操を実施する

・児の吸啜やマッサージによる乳頭刺激で子宮収縮を促す

・外陰部を清潔に保つ

・血液内容を整えるため，バランスのとれた食事を摂る

■ 実 施

● 子宮復古を促進するための支援 ▶▶ p.107（下記）

● スムーズな排尿への支援 ▶▶ p.109

● 産褥体操 ▶▶ p.111

■ 評価基準

● 子宮底の長さまたは高さが日数に応じて減少する

● 日数の経過とともに悪露が血性，褐色，黄色，白色へと変化する

● 悪露の量が徐々に減少する

● 子宮が硬く触れる

● 産後の離床状態が順調である

・異常出血がなく，分娩後2時間程度経過後はトイレまで歩行できる

・起立歩行時にめまい，ふらつきがみられない

● 産後の排尿・排便状態が順調である

・分娩後4〜6時間までに自然排尿がある

・尿意があり，スムーズに排尿でき，残尿感がない

・産褥3日までに排便がみられる

▶▶ 子宮復古を促進するための支援

● 早期離床の支援

・分娩時に会陰裂傷や妊娠中に異常がなかったことを確認する

・早期離床時にはおもに次の点について観察を行い，その他の合併症

の有無，離床に対する褥婦の意思を確認する

> ・全身状態，特に体温，脈拍，呼吸の異常の有無
>
> ・気分不快，めまいなどの有無
>
> ・分娩時出血量の状態，貧血の有無
>
> ・子宮収縮状態の異常の有無
>
> ・分娩所要時間や褥婦の疲労度

・早期離床の目的，進め方をわかりやすい言葉で褥婦に説明する

・最初の歩行時はトイレぐらいまでとし，起立時のめまい，気分不快などがないか確認し，必ず誰かが付き添い，ゆっくり歩行する

●排尿への支援

・排尿の重要性（膀胱や直腸の充満が子宮収縮を妨げる要因となること）を褥婦に説明する

・分娩後4～6時間経っても自尿がない場合は排尿を促す

・尿意がなくても3～4時間ごとの排尿を心がけるよう説明する

・1回の尿量が少ないときや6時間以上経過しても排尿がないときは下腹部を観察し，膀胱の膨大に留意する

●排便への支援

・産褥期は便秘になりやすいことや排便の重要性について説明する

・排便時の外陰部の疼痛を極力軽減できるよう洋式トイレを使用する

・排便を促すセルフケアとして，腹部マッサージ，食物繊維や冷水の摂取，産褥体操などを勧める

・床の中で早期から身体を動かすようにし，特に産褥体操を勧める

・産褥3日になっても排便がみられない場合は，褥婦の意向を確認したうえで，医師と相談し，緩下剤の使用や必要時，浣腸や坐薬などの処置を行う

●子宮底輪状マッサージ

・分娩後の時間・日数，後陣痛の有無，分娩時の異常，今までの子宮

収縮状態を確認しておく

・排尿・排便の有無を確認する

・褥婦に腹帯をはずしてもらい，仰臥位になり両膝を立てて腹壁を弛
緩するようにしてもらう

・手指を揃えて少し湾曲させ，小指側を子宮底部に置いてマッサージ
する

・マッサージの際，子宮筋の反応（子宮収縮），悪露の排泄状態，後
陣痛の有無を確認する

●乳頭マッサージ（乳頭刺激）の支援

・乳頭刺激により下垂体後葉から分泌されるオキシトシンには子宮収
縮促進作用があることを説明し，乳頭マッサージの実施を促す

・新生児の状態に問題なければ，早期に授乳を開始し，新生児が乳頭
を吸啜できるようにする

▶▶ スムーズな排尿への支援

・分娩後の一定時期に排尿をチェックする

・尿意の有無にかかわらず 3〜4 時間ごとにトイレに行き，排尿を試
みるよう説明する

・流水や流水音などの刺激で排尿を誘導する

・排尿時，腎臓への尿の逆流を避けるため，膀胱を強く圧迫しない

・過度な腹圧は将来的に腹圧性尿失禁を招くおそれがあるので，いき
まず，ゆっくり排尿することの大切さを説明する

・排尿困難の症状のほとんどが一過性であり，時間とともに自然回復
することを説明し，不安の軽減を図る

・適切な時期（創部の治癒状態や疼痛が軽減した時期）に骨盤底復古
を促進し，骨盤底支持力の回復を図るための産褥体操（骨盤底ト
レーニング）を行う（p.111 参照）

・必要時，導尿を行う

1) 復古過程にある褥婦への支援

(2) 全身復古—産褥体操・感染予防・バックケア

■ アセスメントポイント

● 分娩様式・分娩所要時間と褥婦の疲労の程度はどうか

● 分娩時の疲労の回復が図られているか

● 体温・脈拍・血圧は正常範囲内か

● 排尿・排便はスムーズか

● 適切な食事は摂れているか

● 清潔は保たれているか

● 体重減少は生理的範囲内か

■ 健康課題

全身の復古は産褥日数に応じて順調に経過している

■ 計　画

● 目　標 ・分娩の疲労から回復する

　　　　 ・感染を起こさず，身体機能が回復する

　　　　 ・全身の回復を促すセルフケア行動がとれる

● 具体策 ・睡眠・休息が十分にとれるよう環境を整える

　　　　 ・運動とリラックス（産褥体操など）ができるようにする

　　　　 ・バランスのとれた食事を摂れるよう工夫する

　　　　 ・身体の清潔を保ち，感染を予防する

　　　　 ・疼痛や不快症状を緩和する

　　　　 ・全身の回復を促すため，バックケア，足浴などを行う

　　　　 ・生活行動上のセルフケアについて学習する機会をつくる

■ 実　施

● 産褥体操　▶▶ p.111（下記）
● 感染予防　▶▶ p.113
● バックケア（熱布清拭）　▶▶ p.114

■ 評価基準

● 外陰部および全身，または身につけているものが常に清潔である
● 身体に負担なくシャワー浴などを行い，清潔が保たれている
● 感染徴候がみられない
● 疼痛などの訴えがない
● 産褥経過に応じて産褥体操を行い，身体の回復が図られている
● バックケア，足浴の実施により緊張が軽減し，リラックスしている
● 疲労が回復した様子または言動がみられる
● 褥婦がセルフケア行動をとっている

▶▶ 産褥体操

● 産褥体操の準備，方法について説明し，褥婦とともに実施する
・目的，進め方，実際の方法について説明する

産褥体操の目的
・分娩によって伸びた腹筋と骨盤底筋群の回復を速やかにする
・血液循環を良好にし，うっ血による血栓形成を予防するとともに生殖器の復古を促す
・悪露の停滞を防ぎ，子宮収縮を良好にする
・乳房への血液供給を盛んにして，乳汁分泌を促す
・分娩時に使った全身の筋肉の疼痛を和らげる

> ・靭帯を強め，関節の屈曲性を高める
>
> ・姿勢を正しくする

・一般状態，分娩時疲労の程度，分娩時の会陰損傷，腟壁裂傷などの有無・程度を確認する（分娩や産褥に異常のない健康な褥婦を対象に行い，それ以外の場合は，個人の健康状態や経過に合わせた方法を医師と相談し，個別にプログラムを考え，進める）

・室内は定期的に換気し，部屋の温度調節を行いながら実施する

・排尿，排便はすませておく

・上下肢の運動が自由にできるよう，身軽な服装を着用し，腹帯やコルセットははずしておく

● **産褥体操の実施方法を指導する**

・仰臥位で運動をする場合は，低い枕を用いるか，枕をはずして行う

・施設により産褥体操の方法は異なるが，種類は深呼吸運動（胸式呼吸・腹式呼吸），腹壁の運動（仰臥位で頭を持ち上げ，臍部を見る腹筋運動），上半身・下半身の運動（肩・上肢の上下運動，肩回し，足底の伸展，背屈，足首回し，寝た姿勢で大腿・下腿の上下運動），骨盤傾斜運動（仰臥位の姿勢で両膝を立て，殿部・腹部を上げる運動），骨盤底運動（肛門を締める運動），骨盤をよじる運動（仰臥位で両膝を立て，足裏を床につけ，膝を左右に倒す）に分類でき，これらを組み合わせて行う

・動作は一定のリズムで，一つひとつの動作はゆっくりと行う

・各運動の間には必ず深呼吸を組み合わせる

・静かな音楽を聞きながら，カウントをとって動作を行うとよい

・最初は1日1回の軽い運動から始め，産褥日数が進むにつれて回数を増やし，運動の程度も高めていく

・産褥体操は分娩後4～6週間は続けるようにする

▶▶ 感染予防

●外陰部の清潔への支援

・分娩により胎盤の剥離面や産道などに生じた創面や，会陰部の損傷に伴う縫合部からの感染の危険性があるため，外陰部の清潔が必要であることを説明する

・初回の歩行までは，悪露の排出，会陰や腟壁などの損傷部・縫合部からの出血の状態に注意しながらパッドを交換し，必要時，清浄綿などを用いて外陰部を清拭する

・離床後は，全身状態に問題がなければシャワー浴を実施し，清潔なパッドをあて，必要時，洗浄を行うよう説明する

・会陰部は褥婦自身が見ることができない部分であり，痛みや違和感によりセルフケアが不十分となることも考えられる．看護者は必要時，外陰部や創部，縫合部の状態を観察し，セルフケアの評価を行い，褥婦に外陰部や創部の状態を伝えて安心感を与える

●身体（皮膚）清潔への支援

・産褥日数，分娩時の異常の有無，疲労の程度により，部分清拭か全身清拭，シャワー浴かを選択する

・褥婦の一般状態に異常のないことを確認する

・毎日，清拭またはシャワー浴を行う

・産褥早期のシャワー浴は短時間とする．洗髪も一緒に行ってもよいが短時間とし，洗髪後は速やかに乾燥させる

・産褥早期は，外陰部・会陰部を石けんで強くこすって洗わないように説明する

・浴槽につかる全身浴（入浴）の時期については見解が分かれるが，1か月健診後，子宮復古や外陰部の創傷に異常がないことを確認してからの実施を勧める

●乳房の清潔への支援

・乳房，外陰部は感染経路となりやすいため，シャワー浴では最初に乳房，乳頭を洗う（顔よりも先に乳房を洗うこと）

・清拭時も，乳房を最初に拭くか，タオルや湯を取り替えて新しいもので行う

・乳房にあてる乳房用パッドやタオル，ガーゼは乳房専用とし，つねに清潔なものをあてるようにする

▶▶ バックケア（熱布清拭）

●産褥早期の疲労に対するバックケアの有用性

・分娩に伴う筋肉の緊張や縫合部痛，授乳などの緊張，乳房の緊満に伴う疼痛などによる産褥早期の疲労を軽減する

・バックケアによる温熱刺激は自律神経系に作用する．腹臥位での温罨法によるマッサージ（背部をさするなど）による心地よさ，快適感による交感神経系の緊張の低下は疲労感の軽減につながる

●バックケアの手順

①70～75℃の湯，タオル・バスタオル各 2 枚を用意する

②褥婦に腹臥位になってもらい，70℃以上の湯につけて絞ったタオルを褥婦の背部に置く．タオルを背部にあてた後に熱くないかを褥婦に確認する．乳房緊満のある場合には側臥位で実施する

③保温のため，タオルの上にバスタオルをかける

④バスタオルの上から，脊柱に沿って母指などの腹で圧迫する

⑤タオルを交換する間は保温のためにバスタオルを背部にかける

2) 分娩に伴う痛みに対する支援
　　―縫合部痛・脱肛痛

■ アセスメントポイント

●縫合部痛などの症状がみられるか

・会陰切開や会陰裂傷はないか，その程度はどのくらいか

・会陰やその他の軟産道損傷はないか

・縫合部の癒合状態は良好か

・外陰部・会陰部の腫脹，発赤，血腫，皮下出血はないか

・疼痛の訴えはないか，訴えの程度はどのくらいか

●痔核・脱肛があるか

・痔核・脱肛の大きさや数はどのくらいか

・整復（還納）が可能な状態か

・疼痛の訴えはあるか，その程度はどのくらいか

■ 健康課題

●縫合部痛に関連した不適切な清潔保持により感染を起こす可能性が
　ある

●縫合部痛・脱肛痛，全身疲労に関連した日常生活動作の障害がある

■ 計　画

●目　標　・縫合部痛などの症状が消失する

　　　　　・脱肛痛が軽減し，脱肛の予防・緩和のセルフケアが実施
　　　　　　できる

　　　　　・縫合部痛や脱肛の状態について理解し，不安が軽減する

●**具体策**・外陰部や脱肛の状態を観察する

・疼痛の原因や状態について褥婦に説明し，不安を軽減する

・疼痛などの症状の緩和に努める

・座り方や体位の工夫，食事内容や排便方法などセルフケアについて褥婦とともに考える

・疼痛の程度により必要時，医師と相談して鎮痛薬，痔核や脱肛に対する軟膏や坐薬を処方してもらう

・外陰部の清潔を保つ

■ 実　施

●縫合部痛・脱肛痛への支援　▶▶ p.117

●体位工夫の支援　▶▶ p.118

■ 評価基準

●縫合部の腫脹や発赤などが日数の経過とともに消失する

●縫合部痛の訴えが日数の経過とともに減少する

●感染を起こさないように外陰部の清潔を保つことができる

●痔核・脱肛の状態が軽減し，痛みの訴えが減少する

●体位の工夫を行い，全身疲労が回復する

▶▶ 縫合部痛・脱肛痛への支援

●**観察項目**：看護者は1日1回褥婦に対して以下のような項目について観察する

・**縫合部の状態の観察**

　・発赤，浮腫，皮下出血，分泌物，癒合状態

　・感染の有無

　・外陰部の血腫との鑑別

　・疼痛の有無・状態

・**痔核・脱肛の状態の観察**

　・痔核・脱肛の有無，大きさ，数，整復の可否

　・痔核・脱肛の緊張度，色，疼痛の有無・状態

●**清潔への支援**：痛みの状況に合わせて，看護者は創部の観察も兼ねて創部の消毒など清潔への支援を行う

●**セルフケアへの支援**：患部の清潔と血行を促すため，トイレでの温水を利用した殿部の洗浄，シャワー浴などのセルフケアが実施できるように説明する

　・洗浄機能付きのトイレでの洗浄では，水流（温水）の強さにより痛みを感じることがあるので注意する

●**痔核・脱肛の還納**：オリーブオイルやゼリー，肛門軟膏薬を塗布して行うと疼痛が少なく還納しやすい

痔核・脱肛の還納方法
①褥婦に力を抜いてもらい，リラックスした状態で脱肛部を周囲から中にやさしく還納する
②脱肛部が還納できたら，示指，中指でしばらく還納した部分を押さえ，再び脱肛してこないことを確認する

- **坐薬の挿入**：坐薬を使用する場合には肛門部の奥まで挿入し，腹圧をかけないようにし，しばらく押さえる

- **褥婦への説明**：看護者は褥婦の痛みを受けとめると同時に，産褥経過に応じて軽減することを説明する

- **鎮痛薬の与薬**：外陰部の浮腫や炎症症状がみられる場合は，処方された鎮痛消炎作用のある薬剤を使用し，局所の冷湿布を行う．安静時でも痛みの強い場合は，医師により処方された鎮痛薬を与薬する

- **排泄への支援**：便秘にならないように排泄を規則的に行い，排泄を促す食事を勧める

- **疼痛緩和への支援**：椅子に座るときは創部を圧迫するような姿勢を避ける，円座やドーナツ型椅子などの使用を勧める

▶▶ 体位工夫の支援

- **褥婦への説明**：疲労の早期回復のため，分娩室から戻ったら褥婦が気持ちよく感じる体位をとってよいことを説明する

説明内容

・体位（仰臥位，側臥位，腹臥位）によって出血，感染などの障害は起きない

・分娩後 2 時間は，腹臥位や側臥位になると血液が横に漏れることがあるため仰臥位が望ましい

・痛みが強いときは，クッションを抱えた腹臥位やシムス位で休む

3）親役割獲得過程にある褥婦への支援

（1）自己の再構成—出産体験の振り返り（バースレビュー）

■ **アセスメントポイント**

● **分娩経過はどうであったか**

・分娩様式は経腟分娩か，帝王切開分娩（予定・緊急）か

・分娩は正常に経過したか

・医療介入など何らかの処置を受けたか

・分娩は，急速分娩・パニック分娩など喪失体験が予想されるもので
　あったか

● **満足な出産体験となっているか**

・出産体験をどのように受けとめたか，満足なものであったか

・どんなバースプランをもっていたか

・バースプランに主体的に取り組めたか

● **喪失体験となっていないか**

・出産体験にわだかまり，失敗感，自責の念はないか

・出産体験を他者に語りたそうにしているか

・（喪失体験が予想される場合に）体験したその出来事をどのように
　受けとめているか

● **喪失体験を語ることが適切であるか**

・喪失体験を語ることを苦痛やストレスと感じていないか

・喪失体験に対する自分の感情を表出する機会はあったか，また表出
　できたか

■ **健康課題**

出産したことに価値を見出しつつある

■ 計　画

●**目　標** ・出産に対する語りが自然にみられる，あるいは語りを望む場面において，出産体験を整理する機会にできる

・自分の出産体験を意味あるもの，満足なものとして受けとめられる

・（本人が望む場合），悲嘆作業が行われ，喪失体験から生じた心理的緊張が緩解する

●**具体策** ・語りが自然にみられる，あるいは語りを望む場面において，出産における出来事や考え，感情を思い出せるような言葉かけをする

・自分の出産を意味あるもの，満足なものとして受けとめられるよう，視点を変えて出産体験を振り返ることができるように支援する

・出産体験を傾聴し，悲嘆作業が行えるように支援する

・母親にとっての重要他者が出産体験を語る機会をもてるように配慮する

■ 実　施

●**出産における出来事や考え，感情を思い出せるような言葉かけ**

・語りが自然にみられる，あるいは語りを望む場面があれば，それを語りの機会とする（出産体験の振り返りの時期は本人が望むときとされ，出産後 72 時間以内が想起を表現しやすい．回数は 1 回に限定せず，ともに振り返りをしたいと思える人と行うのが望ましい）

・プライバシーを保つことのできる環境，落ち着いた雰囲気のなかで，相手に関心を示すような自然でリラックスした姿勢を保つ

・相手が語るときは，心からの関心をもって相手の目を見て聴く

・まず出産をねぎらう言葉をかける

・出産してみてどうであったかを尋ねる

　例：「あなたの出産のときのことをお聞かせください」

● **出産体験を視点を変えて振り返るための支援**

・出産の大変さを乗り越えてきたことを認める

　例：「それほど大変だったのですね．でも，その大変さを乗り越えて
　　　こられたのですね」

・喪失感・失敗感をもっている母親には，自分の力を発揮できたとき
　を思い起こしてもらう

　例：（分娩第2期のいきむときの頑張りを思い起こしてもらいなが
　　　ら）「いきむときはいかがでしたか？」

・看護者が出産に寄り添っていた場合，自分の感じたことをそのまま
　伝える

　例：「あなたはよく頑張っていらっしゃいましたよ」

・児に視点を向けることにより，母親となった自分を意識してもらう

　例：「赤ちゃんとはじめて対面したときはいかがでしたか？」
　　　「赤ちゃんのためにこの苦しみを乗り越えてこられたのですね」

● **出産体験の傾聴による悲嘆作業の支援**（本人が望む場合）

・悲嘆作業ができるよう，以下の点に留意して傾聴する

> ・出産体験，特に喪失体験について語ることを強制しない．語り
> 　の内容や表情に配慮し，否定的な感情が自然に表出されそうか
> 　どうかを見守りながら言葉かけをする
>
> 　例：「思い描いたような出産となりましたか？　そうでないと
> 　　　すれば，それはどんなところですか？」
>
> ・話すときは相手が語っていることに関連した言葉で述べ，途中
> 　で話をさえぎらない
>
> ・感情が表出できるように，話のなかに隠されているであろう感
> 　情に焦点をあてるよう助ける

例：「体験したそのことについて，どのように感じられました
　　　か？」

・気がかりであったことが表現されていないと思ったときには，
　出産をともにした重要他者の語りを引き出すように問いかける
　例：「あのとき，あなたはどのように受けとめましたか？」

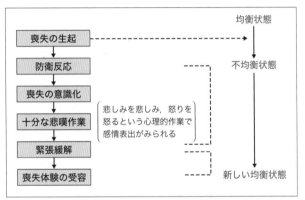

図 3-2　喪失体験の悲嘆過程

（東野妙子，他：マニュアルを活用した「出産体験の振り返り」の分析．聖母女子短
期大学紀要，16：13-24，2003 より）

■ 評価基準

● 出産の語りを通して，考えや感情の表出がみられる（図 3-2）

● 自分の出産を意味あるもの，満足なものとして受けとめられるよう
　な表現がある

● 緊張が緩和したと思われる解放感を示す言葉や表情がみられる
　例：「ほっとした」「すっきりした」「気持ちが楽になった」

3) 親役割獲得過程にある褥婦への支援

(2) 母乳栄養の確立—授乳，乳頭・乳輪部マッサージ

■ **アセスメントポイント**

● **過去の母乳育児はうまくいったか，トラブルの際に対処できたか**

・はじめての母乳育児か

・過去の母乳育児はうまくいったか，いかなかったとしたらどうして
　か，対処できたか

● **妊娠中に母乳栄養の準備をしていたか**

・母乳育児を希望しているか

・母子同室，自律授乳の大切さを知っているか

・乳頭の手入れをしていたか

・家族は母乳育児に対して協力できるか

● **母乳育児を開始する準備はできているか**

・児の一般状態は良好か，口腔に異常はなく，吸啜力があるか

・母親の一般状態は良好か，疲労や身体的苦痛はないか

・早期授乳の利点を知っているか

● **乳房・乳頭は哺乳に適した状態か**（p.104～105 参照）

・乳房の型，乳頭の形，硬さ，伸展性はどうか

・乳房緊満の程度はどうか

・乳管開口数と乳汁分泌状態はどうか

● **乳房・乳頭の不快症状や損傷はないか**（図 3-3）

・乳房には過度の緊満による熱感や疼痛（圧痛・自発痛）はないか，
　硬結はないか，基底部に可動性はあるか

・乳頭には発赤，水疱，亀裂やそれに伴う疼痛はないか

・授乳時，乳頭に疼痛はないか

123

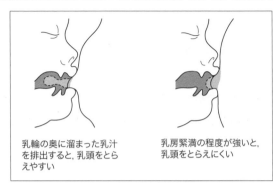

乳輪の奥に溜まった乳汁を排出すると，乳頭をとらえやすい

乳房緊満の程度が強いと，乳頭をとらえにくい

図 3-3　乳房緊満の有無と児の吸啜

● **児の哺乳準備状態はよいか**

・児は静かに覚醒しているか

・児の空腹のサインに気づけるか

・児にとっての室内環境は適切か

● **母親と児のポジショニング（授乳姿勢，抱き方）は適切か**

・安楽な姿勢をとり，リラックスできているか

・児の体全体が母親のほうを向いていて，しかも密着しているか

・児の鼻と顎が乳房に接しているか

・乳房を支える母親の指は，乳輪から離れた外側に位置しているか

● **ラッチ・オン（吸着，含ませ方）は適切か**

・児の口は大きく開き，上下の口唇は外向きにめくれているか

・母親は授乳時に痛みを感じていないか

・舌打ちするような，舌をならすような音が聞こえないか

・児が口から自然に乳頭・乳輪を離すまで授乳を続けているか

● **授乳後の対応は適切か**

・何らかの都合で母親のほうから授乳を終わらせる場合，乳頭を損傷

しない方法で乳頭・乳輪を児の口から離しているか

・排気の意味，必要性を知っているか

・排気時の抱き方，児の姿勢は排気に効果的であるか

・児の背部を効果的にさすったり，静かにたたいたりして排気を促しているか

・排気ができたかどうかを確認できているか

・乳汁分泌過多の場合，授乳後の搾乳が適切に行われているか

●**児が母乳を十分飲んでいるサインを確認できるか**

・体重減少が 7%より少ないか，5 日目までに体重が増え始めるか

・排便は 1 日に少なくとも 3 回あり，5 日目までに粒の混じった黄色便が出るか

・排尿は 4 日目までには 1 日に少なくとも 6 回以上あり，色は透明か淡黄色であるか

・授乳後は満足して落ち着いているか

・授乳中にゴクゴクという嚥下音を確認できるか

●**授乳の体験を肯定的に受けとめているか**

・授乳することに満足しているか

・何らかの不安をもっているか，それはなぜか

■ 健康課題

●**乳房・乳頭は産褥日数に応じて授乳に適した状態である**

●**母乳育児に関する知識と技術の獲得が始まっている**

■ 計　画

●**目　標**　・産褥日数に見合う乳房緊満，乳管開口と乳汁分泌がみられる

　　　　　　・児が乳頭・乳輪部まで深く吸着できるよう乳房・乳頭の状態が整えられている

・母親が母乳育児をスムーズに開始し，継続できるよう，母親と児のポジショニングと有効な吸啜のためのラッチ・オンの技術を獲得する

● **具体策**　・乳房の解剖，乳汁分泌の機序に関与する神経系統および内分泌の作用について説明する（p.105 の**図 3-1** 参照）

・乳頭・乳輪部のマッサージにより乳管の疎通性が高まり，乳汁の排出を促されることを説明し，必要時に実施できるよう支援する

・乳頭・乳輪部のマッサージにより乳頭・乳輪部が柔軟になることを説明し，必要時に実施できるよう支援する

・乳房緊満が強い場合，授乳前に少し搾乳すると乳輪部の奥に溜まっている乳汁が排出され，児が吸着しやすくなることを説明し，必要時に実施できるよう支援する

・児の空腹のサインに応えて授乳できるよう支援する

・母親が快適な姿勢でリラックスし，適切なポジショニング（授乳姿勢，抱き方）がとれるよう支援する

・吸啜のための有効なラッチ・オンとなるよう支援する

■ 実　施

● **授乳の準備，授乳方法の教育**（対象の状況に応じて適宜実施）

・授乳開始についての説明

・母児ともに問題がなければ，以下の理由から早期接触・早期授乳が望ましい

・初乳の分泌を早め，排出を容易にする

・乳汁の分泌を高める

・子宮収縮を促す

・初回の吸啜は乳汁分泌の引き金としての刺激が主な役割であり，初回哺乳時にはうまく吸えないことも多い

- **授乳間隔や授乳方法についての説明**
  - 児の空腹のサインに応じて授乳する．児が泣くまで待つのではなく，以下のような空腹のサインを読み取る
    - 身体をもぞもぞ動かし，むずかる
    - 口や顔に手をもってくる
    - おっぱいを吸うように口を動かす．舌を出す
    - 「クー」「ハー」といった柔らかい声を出す
  - 授乳の回数と授乳時間の長さは児に任せるようにする
  - 母乳の分泌量が少なければ，授乳間隔は短くなる傾向があるが，母乳は哺乳量（児の必要量）に応じてつくられる
  - 在胎週数 35〜38 週頃の児は，「欲しがるだけの授乳」では不十分なことがあるので，低体温や低血糖を予防するために，起こして授乳することもある
- **授乳準備についての説明と実践**
  - 乳頭・乳輪部が硬く伸展性がよくないとき，乳房うっ積や乳汁うっ滞を合併するとき（乳頭・乳輪部に浮腫が起こりやすい），児は浅吸いとなり授乳困難となりやすい．乳頭・乳輪部を柔軟にして伸展性を高め乳管の疎通性を図るため，乳頭・乳輪部のマッサージや搾乳（乳輪部の奥に溜まっている乳汁を排出する程度に）を行う ▶▶ p.130
- ●**授乳時の支援**：母親が自分で行えるように，また母親が大丈夫と思えるようになるまで支援する ▶▶ p.131
- 母親はリラックスし，児は静かに覚醒していることの必要性を伝える
- 児の体全体が母親のほうを向いていて，しかも密着していることを確認する
- 乳房を支える母親の指が，乳輪から離れた外側に置かれていることを確認する

- **・有効な吸啜のためのラッチ・オンについての説明と支援**
  - ・適切なラッチ・オンかを確認するとともに，母親にも確認を促す
    （p.124 参照）
  - ・児が一方の乳頭・乳輪を口から自然に離すまで授乳し，児が満足するまで左右交互に何度でも飲ませるよう支援する
  - ・児がときどき休止しながらリズミカルな吸啜・嚥下パターンを続けているのを確認するよう支援する
- **・授乳を終えるタイミングの確認と実践に向けた支援**
  - ・児が乳頭・乳輪を口から自然に離すまで授乳を続け，その後終了とする
  - ・もし何らかの都合で母親のほうから授乳を終わらせる場合には，母親の指を児の口の端から優しく入れ陰圧を解除し，乳頭・乳輪から離すよう伝える
  - ・次の授乳時に，前回あとに吸ったほうの乳房から授乳すると，後乳の含量が多く，高カロリーの乳汁を与えることができる．ただし，水疱や亀裂のある場合は損傷のないほうから，または軽いほうから先に与えること（トラブルの悪化を防ぐため）を伝えておく
- **・授乳後の排気の仕方についての説明と実践に向けた支援**
  - ・排気の必要性を説明する
  - ・授乳後は児の胃が垂直になるようにまっすぐ立てて抱き，あるいは母親の膝の上に児を座らせ，背中を軽くさするか軽く数回たたいて，母乳と一緒に飲み込んだ空気を出させる
- **・児が母乳を十分飲んでいるサインを母親が確認するための支援**
  （p.125 参照）

●授乳後あるいは直接哺乳が困難な場合の支援

- **搾乳**：授乳後に乳房の緊満が軽減しない，母子分離や乳頭トラブル
  で児に哺乳させられない，授乳間隔が開いている，児が十分に飲ま
  ないなどの場合は，必要に応じて搾乳について説明し，実践できる
  よう支援する ▶▶ p.132

■ 評価基準

- ●産褥日数に見合う乳房緊満，乳管開口と乳汁分泌がみられる
- ●乳頭・乳輪部が柔軟で伸展性があり，水疱や亀裂がみられない，
  あるいは悪化していない
- ●有効な吸啜のためのポジショニングとラッチ・オンが維持できる

授乳における成功体験は自己効力感を高めること
につながりますが，一人ひとりの母親がもつ価値
観はさまざまです.
母親の意思を尊重することが大切です.

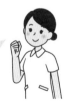

▶▶ 乳頭・乳輪部マッサージ

・以下の①〜⑤の順に行う (**図 3-4**). 授乳時間ごとに必ず実施する
　必要があるととらえず, 状況を見て実施する

・児への授乳が, 乳頭・乳輪部の柔軟化を図る最適な方法である

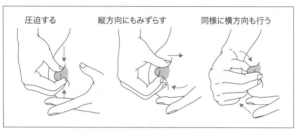

図 3-4　乳頭・乳輪部マッサージ

①マッサージする側の反対側の手の中・薬指を乳房下縁に置き, 乳房軸を立てる

②マッサージする側の母・示・中指腹を用いて乳頭・乳輪部を, 指の腹を乳頸部と乳輪部に沿わせるようにして, 通常は 3 秒, 乳頭が硬ければ 5〜10 秒かけて少しずつ加圧する. 圧は圧する指の爪が白くなる程度とする. 最初は乳頭・乳輪部の位置や方向を変えながらゆっくり 3 分くらい圧迫する

③次に, 縦方向にこよりを作るようにもみずらす. 位置や方向を変えながら行う

④横方向にももみずらす (キャップを開けるようなイメージで). 位置や方向を変えながら行う

⑤乳頭・乳輪部の柔軟性や伸展性に変化がみられれば終了し, 授乳を始める

▶▶ 授乳時のポジショニング

・看護者がモデルを示し，その後，母親に実践してもらう（**図 3-5**）

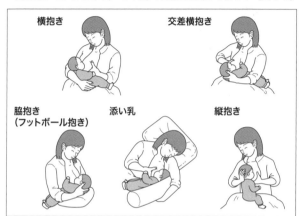

図 3-5　授乳時の基本的なポジショニング

- **横抱き・ゆりかご抱き**：児を胸の高さで抱き，児と母親のお腹が向き合って密着する．飲ませる乳房と同じ側の腕で児の体を支え抱き，反対側の手で乳房を支える
- **交差横抱き**：授乳する側と反対の手で，児の体と頭の後ろ（首の付け根部分）を支え抱き，授乳する側の手で乳房を支える
- **脇抱き**：児の足が授乳する側の母親の脇の下を通り背中にくるように支え抱き，児の頭を手で支える．授乳する側と反対側の手で乳房を支える
- **添い乳・寝た姿勢での授乳**：母親の体を横にして授乳する
- **縦抱き**：児を母親の太腿にまたがらせて，児の口が乳頭の高さにくるように支える

▶▶ 搾乳法

・母親に搾乳の必要性を説明し，モデルを示した後に①〜③の順で実施する（**図3-6**）

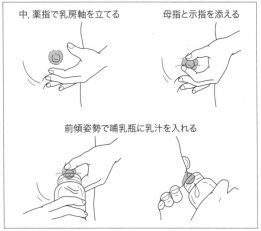

中, 薬指で乳房軸を立てる

母指と示指を添える

前傾姿勢で哺乳瓶に乳汁を入れる

図3-6 搾乳法

①搾乳しようとする乳房の側の手の中・薬指を乳房下縁に置き，乳房軸を立てる

②搾乳する手の母指と示指を，乳頸部より 2〜3 cm 離れた部分（乳輪と乳腺体の境目あたり）に「C」のような形で添える

③母指と示指の腹が乳輪の奥で合わさるようなイメージで，指の腹を胸壁に向けて圧迫する．児が飲むリズムに合わせて圧迫を繰り返す

・前傾姿勢をとると，反対の手に持った哺乳瓶に乳汁を入れやすい
・搾母乳を保存する必要がない場合はタオルなどに搾り捨てる

Column 母乳分泌不全の場合の対応

● **母乳分泌を増加させるには？**
・児の吸啜刺激によってオキシトシンやプロラクチンが上昇すること
　で，母乳産生量が増加する
・授乳回数を増やすこと，搾乳により乳房中に残る乳汁をなるべく多
　く除去することが，母乳産生の増加に効果的である

● **母乳不足を判断するための目安は？**
・生後 6 か月になるまでの 1 か月の体重増加が 500 g 以下，あるい
　は生後 2〜3 週間を過ぎても出生体重に戻らない場合は母乳不足が
　考えられ，補足を考慮する*
＊：母乳だけで育つ児の体重増加（WHO/UNICEF による）
　　・生後 6 か月頃までは 1 日の体重増加は 18〜30 g
　　・1 週間の体重増加は 125 g 以上
　　・生後 5〜6 か月で出生体重の 2 倍，生後 1 年で 3 倍

● **母乳を補うための方法は？**
・第一選択は搾母乳であるが，搾母乳が不足している場合，あるいは
　搾乳ができない場合は，人工乳による補足を専門家と相談して行う
・混合栄養にする場合は，直接授乳や搾母乳の回数を減らさないよう
　にしながら補足することが望ましい
・原則として強い吸啜がある空腹時に母乳を与え，次に人工乳を加え
　る
・人工栄養においても，厳密に 1 回あたりの授乳量や授乳間隔にとら
　われると育児不安の原因となるので，児の状態を見て調節する
・3〜4 か月までの児は，反射としての吸啜があるため，与えれば満
　腹でもミルクを飲むことがありうるので，通常は 200 mL/kg/日を
　上限の目安として指導する

3) 親役割獲得過程にある褥婦への支援

(3) 母子関係の確立

■ アセスメントポイント

● **母子関係に影響する母親のパーソナリティや経済・心理状況は安定しているか**

・親からどのような養育を受けていたか，親に対してどのような感情をもっているか

・子どもに関心があるか，子どもと接したことはあるか

・経済状況は安定しているか

・過去のストレス時にどのような認識傾向をもち，コーピングやサポートを活用したか

・どのような方法で意思決定をする傾向があるか

・対人関係を形成するうえでの問題はないか

● **家族との関係は安定しているか**

・パートナーと意思が通じ合い，相互の信頼関係はあるか

・同居する他の家族との人間関係は円滑か

・母親はパートナーや他の家族からのサポートを得られるか

● **今回の妊娠に対しての受けとめはよかったか**

・妊娠は計画的なものであったか

・パートナーや他の家族は妊娠をどのように受けとめたか

・妊娠経過はどうであったか，またそれをどのように受けとめたか

● **出産体験はよいものであったか**

・分娩経過はどうであったか

・出産体験をどのように受けとめたか，満足なものであったか

・出産体験をパートナーと共有できたか

●産褥期の身体経過は正常か

・分娩による疲労，種々の原因による身体面の苦痛や疼痛はないか

・産褥期の復古状態は正常に経過しているか

・母親の生理的ニーズは充足されているか

●母親としての自己概念は肯定的であるか

・母親像を具体的にイメージしているか

・母親役割としてどのようなことを期待しているか

・現実の母親役割を遂行していくうえで葛藤があるか，それはどのような葛藤か

・母親としての自分をどのように感じ，受けとめているか

●新生児に対して喜びの感情や愛情を示しているか

・児の誕生を喜んでいるか，他の家族はどうであるか

・児に何らかの健康上の問題はないか

・児にどのような感情をもっているか，それは肯定的か，否定的か

・児の身体や生理的変化に関心を示しているか

・児の世話に関心を示しているか

・児の反応をどのように受けとめているか

・児は想像していたとおりであったか，異なっていたか

・家庭で児の世話を行うための準備ができているか

●児との相互作用が始まっているか

・出産後の感受期に早期接触がもたれたか

・出産後に母子と家族がともに過せたか

・目と目が合うように抱いているか

・肌と肌の触れ合いはあるか，時間はどの程度か

・児に触れているか，それはどの程度か（指先で頭や手足に触れるか，手のひらを使って躯幹に触れるか，自分の身体に密着させて児を抱きしめているか，など）

・児に話しかけているか，それはどの程度か

Ⅲ
産褥期
2 褥婦への支援

●父親は児の誕生を受け入れているか

・父親としての自分をどう思っているか

・父親は妻（パートナー）や児にどのような感情をもっているか

●上の子どもは児の誕生を受け入れているか

・上の子どもは児の誕生の意味がわかっているか

・上の子どもは母親の入院中にどの程度面会しているか

・上の子どもは児に対してどのような反応を示しているか

・上の子どもは母親の入院中に誰に養育されているか

■ 健康課題

母子関係の確立に向けて，母子相互作用が始まっている

■ 計 画

●**目 標**・母子の相互作用が順調に進み，相互作用を通しての喜び
や母親としての自信をもち，母子関係が確立していく

●**具体策**・分娩後の疲労や苦痛が軽減し，正常な復古過程をたどれ
るように支援する

・新生児の生理的経過を説明し，わが子の特性を少しずつ
理解できるよう児の状態を伝え，また一緒に観察できる
よう支援する

・乳汁分泌が良好で，乳房や乳頭のトラブルなく，授乳体
験が満足なものとなるよう支援する

・母子の相互作用が働くよう支援する

・育児技術を学習し，生活の中で育児を行っていく見通し
がもてるよう，対象のニーズを確認しながら母性行動の
モデルを示し指導する

・家族が育児に協力できるよう調整するとともに，必要時，
育児相談のできる場を紹介する

■ 実　施

●身体面の問題解決への支援

・必要時に疲労の回復，疼痛・苦痛の緩和に向けたケアを実施する
・病気や疼痛などによる身体エネルギーの消耗は，母性行動に向ける
　エネルギー量を減少させるといわれているため，身体面の問題があ
　る場合には，まず問題を解決する

●心理面の問題解決への支援

・緊張の持続は自我を弱め，退行させ，母子相互作用を阻害するおそ
　れがあるため，分娩時の喪失体験による心理的緊張がある場合は悲
　嘆作業による緊張の緩解が必要である（ただしタイミングを考慮し
　て行うこと．p.119〜122参照）

●母子相互作用への支援

・家族で触れ合う機会を保ち，相互作用が実感できるよう支援する
・新生児の感覚機能（触覚，視覚，聴覚，嗅覚，味覚）や模倣能力に
　ついて説明し，視覚，聴覚刺激に対する反応や模倣を一緒に観察する
・抱く，なでる，軽くたたく，頬ずりするなどのスキンシップを勧める
・児が静かに目を開けているときに，20〜30cmの距離をおいて目
　と目を合わせられるような抱き方を指導する
・児に語りかけるよう勧めるとともに，看護者も一緒に語りかけ，児
　の反応をともに喜ぶ
・母子相互作用の統合されたものである母乳育児が満足なものとなる
　よう支援する

■ 評価基準

●母子相互作用がみられる

・目と目を合わせる，児を抱き寄せ，語りかける

●母親としての喜びや自信を感じさせる言葉を表現する

3) 親役割獲得過程にある褥婦への支援

(4) 育児技術の習得—沐浴・おむつ交換

■ アセスメントポイント

●**褥婦の心理状態は良好か**
・情緒不安定になっていないか
・児を出産した喜びはあるか

●**児に対して関心があるか**
・児や児の動作をよく見るか（愛着行動を示すか）
・母親としての自覚はあるか

●**育児技術を習得しようとする意欲はあるか**

●**褥婦の回復は順調か**
・子宮の復古および全身の復古は順調か（p.98〜99 参照）
・一般状態に問題はないか
・睡眠を十分にとれていて，疲労していないか

●**児の経過は順調か**（次章「IV 新生児期」参照）
・児に全身状態・身体的異常などの問題はないか
・児の生理的変化に問題はないか

●**適切な支援者はいるか**

●**育児に対する知識や理解はあるか**

■ 健康課題

●児のニーズに合った育児技術を習得しつつある
●育児を実施していくうえで必要な支援を受ける準備が進んでいる

■ 計　画

- **●目　標** ・育児についての知識が理解できる
  - ・育児をしていくうえで必要な技術（沐浴，おむつ交換な
    ど）が実践できる
- **●具体策** ・児の成長過程や特徴について説明する（児の生理的変化，
    皮膚の状態，児は全面依存であることなど）
  - ・児に合った生活環境の調整（気候に合った室温，湿度，
    換気，採光など），清潔の保持，栄養法，排泄，衣類，寝
    具について説明する
  - ・退院後の児との生活をイメージでき，必要な育児技術
    （特に沐浴，おむつ交換）を実施できるよう支援する

■ 実　施

- **●沐浴**　▶▶ p.140
- **●おむつ交換**　▶▶ p.143

■ 評価基準

- **●安全な手技で沐浴ができ，沐浴後，低体温をきたさない**
- **●適切な手技でおむつ交換をし，清潔を保つことができる**
- **●育児技術に関する不安の表出がない**

▶▶ 沐 浴

●準 備

①沐浴の目的を説明する

②児が沐浴してよい状態か確認する

- 発熱時（37.5℃以上），一般状態が悪いとき，授乳直後や空腹時，嘔吐がみられたり，元気がないときなどは中止する

③沐浴する回数，時間，沐浴時間について説明する

- 沐浴は1日1回が原則である
- 気温が比較的高い，午前10時から午後2時頃までの間に行うとよいが，手伝ってくれる人がいるときに行うほうがよい
- 毎日ほぼ同じ時間帯に実施することが望ましい
- 浴槽内に児を入れている時間は5〜7分程度とし，できるかぎり5分程度ですませるようにする
- 沐浴は少なくとも最初の1か月は新生児専用の浴槽を使用し，1か月を過ぎれば家庭内の浴槽で実施してもよい

④沐浴場所と場所の整え方について説明する

- 沐浴場所の室温は20〜24℃程度とし，湯の準備，片付けが便利な場所を選ぶ

⑤実際の必要物品を見せながら，使用目的や選び方などを説明する

- 沐浴用品一式：沐浴槽および下に敷くビニール，洗面器（児の顔拭き用），湯温計，石けんまたは沐浴剤，バスタオル，沐浴布，顔拭きガーゼ
- 衣類1組（着せやすいように袖を通して座布団の上などにバスタオルとともに準備しておく）
- 臍処置必要物品
- 綿棒（鼻・耳に使用）
- 清拭綿（児の殿部清拭用）

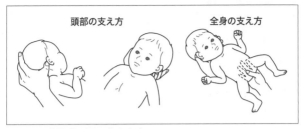

図 3-7　沐浴時の児の支え方
頭部は左手を十分に開き，手掌部の小指側の部分で児の頸部を後方から支え，後頭結節下に母指と中指の間があたるようにし，母指と中指で両耳介外側を保持する（3点把持法）．

⑥室温を調整し，沐浴用品を使いやすい位置に配置する

⑦沐浴実施者の準備をする

　・爪を短く切り，長い髪の毛は束ねておく

　・長袖の場合，袖を折り曲げるか，留めておく

　・石けんで手洗いを十分行う

⑧沐浴槽に湯を準備する（沐浴剤使用の場合は必要量を入れる）

　・湯温は夏季 38〜39℃，冬季 40〜41℃が適当である（湯温計を用いて温度を確認した後，自分の肘の内側を湯の中に入れて確認する）

⑨洗面器に湯をとり，顔拭きガーゼを入れておく

●**実　施**

①児の脱衣を行い，殿部が汚れている場合は清拭綿で拭く（殿部を拭いた場合は手を再度洗う）

②沐浴布で児をくるむ

③（右利きの場合）左手で児の頭部を固定し（**図 3-7**），右手で殿部から股間にかけて持ち，右母指を児の前側にして保持し（**図 3-7**），下肢のほうから静かに湯に入れる

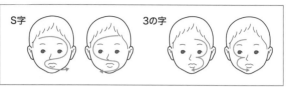

図 3-8　顔の拭き方

・S 字状：額を経て眉間→鼻のわき→鼻の下→口角→頸→頬→耳の前→耳の前後,
　同様に反対側も行う.
・3 の字状：額→頬→鼻のわき→口角→頸→耳の前後,　同様に反対側も行う.

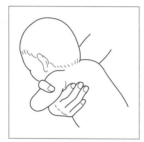

**図 3-9　背部の洗い方
（支え方）**

・**顔**：洗面器内でかたく絞った顔拭きガーゼで拭く.　拭き残しのな
　いよう S 字状または 3 の字状に拭くとよい（**図 3-8**）
・**頭部**：右手で石けんを泡立てながら,　指腹で円を描くように洗
　い,　石けんを十分洗い流し,　絞ったガーゼで水分を拭き取る
・**身体**：頸部,　腋窩,　上肢,　手指の間,　胸部,　腹部の順に手早く洗
　う
・**背部**：児が腹這いになるよう右手で支え,　左手で洗う（**図 3-9**）
・**両下肢・外陰部・殿部**：児の支え方を元に戻して洗う
④洗い終わったら,　児をしばらく湯につけた後に沐浴槽から出し,　か

142

け湯を行う（児を片手で支えて行うことになるので，かけ湯は誰か
支援者に実施してもらうことが望ましい）

⑤沐浴後はバスタオルで児の全身を包み，タオルを押さえるようにし
て水分を拭き取る．衣類の袖に腕を通し，おむつを一時的にあてて
から臍処置を先に行う

⑥臍処置が終了したら，衣類，おむつを着用する

・必要時，耳孔，鼻孔を綿棒で清拭する．児が動かないように頭を
固定してから実施する

・頭髪を新生児用のブラシで整える

●**沐浴後**

・児の一般状態の観察，沐浴後の保温の必要性について説明する

・沐浴槽，洗面器などを中性洗剤などで洗い，十分すすぎ，水分を拭
き取っておく

・その他の物品は片付ける

▶▶ おむつ交換

①必要物品をまとめて，使いやすいように準備しておく

・おむつ（布おむつの場合は必要時おむつカバーも必要），殿部清
拭用の綿花（微温湯と綿花を浸す容器），汚れたおむつ入れ

②おむつが汚れている場合は尿・便の性状を観察する

③おむつの端でだいたいの汚れを取り，その後，清拭綿で汚れを落と
す

・女児の外陰部は上から下に拭き，肛門は最後に拭く

・男児は陰嚢の裏側に便が付着していることがあるので丁寧に拭く

・汚れがひどい場合には殿部浴をし，水分を拭き取って乾燥させた
後におむつをあてる

④殿部に手を挿入して持ち上げ（**図3-10**），おむつを殿部の下に入
れ，おむつは臍の下でまとめるようにし，股関節の運動を妨げない

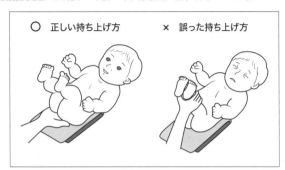

図 3-10　殿部の持ち上げ方

ようにあてる
・男児の場合は陰茎を下に向ける
・布おむつを使用する場合は，男児の場合は前を，女児の場合は背部側を厚くするようにあてると漏れを防ぐことができる
・おむつカバーからおむつの端がはみ出していると，排尿時に衣類まで濡れる可能性があるので注意する
・紙おむつ使用時はおむつの前後を間違えないようにあてる
・紙おむつのテープは左右対称に留め，腹部を締めつけないように指が1本入る程度の余裕をもたせる

⑤衣類を整える

⑥汚れたおむつの処理をする
　・紙おむつの場合：便を取り除いた後，丸めて紙おむつのテープで留めておき，その地域の廃棄方法に従って廃棄する
　・布おむつの場合：便を取り除き，すぐに洗うか，おむつ専用の洗剤液に浸しておき，まとめて洗濯をする

3）親役割獲得過程にある褥婦への支援

（5）褥婦のメンタルヘルス

■ アセスメントポイント

● **産褥精神病やボンディング障害の発症に関連する個人因子は存在するか**

・過去の精神科既往歴，虐待および被虐待歴はないか

・過度に几帳面な性格，柔軟性の乏しさやストレス対処の脆弱さはないか

● **妊娠前後から分娩にわたる経過は順調か**

・これまでにペリネイタルロス（p.39 参照）はなかったか

・妊娠中に何らかの問題を指摘されることなく，自然分娩をかなえられたか

・妊娠中にうつなどの精神症状の発症や過度な不安はなかったか

・家族や親しい人が亡くなったり，重い病気や事故にあったりしなかったか

● **産褥経過や児の経過は順調か**

・産褥復古は順調で，分娩による疲労，種々の原因による身体面の苦痛や疼痛はないか

・早産や新生児仮死などが起こることなく，正常に経過しているか

● **妊娠・出産・育児の受けとめはよいか**

・望んだ妊娠であったか

・出産経験を意味あるもの，満足なものとして受けとめているか

・不安をもちながらも，授乳や育児を通して少しずつ自信を獲得しているか

145

●**児の受けとめはよいか**

・児に無関心な様子はみられないか

・児の世話を拒否するような態度はみられないか

・児に対して怒ったり，怒鳴ったりしていないか

・児の世話を楽しみながらしているか

●**パートナーや他の家族などの支援が得られるか**

・パートナーや実母，友人などの支援は得られるか

・DV はみられないか

・生活苦や経済面での不安はなく，住まいや環境に満足しているか

●**精神症状は起こっていないか**

・以下の症状は起こっていないか，起こったとしたらいつか，生活への支障はないか

　・頭痛，易疲労感，食欲不振などの身体症状

　・涙もろさ，抑うつ症状，不安，気分の不安定，集中困難，焦燥感などの精神症状

　・抑うつや不眠，食欲不振，自責感，罪悪感，希死念慮などの気分障害

　・奇妙な言動などを初発とする幻覚や妄想，錯乱状態

■ 健康課題

●**感情や気分の変化に対処できず，生活や育児に支障をきたすおそれがある**

●**マタニティ・ブルーズから産後うつ病，産褥精神病に移行するおそれがある**

■ 計　画

●**目　標**　・安定した感情で生活や育児を行うことができる

　　　　　　・不安や抑うつ症状が軽減し，産褥精神病に移行しない

●**具体策** ・産褥期の心身の変化を観察し，不安や疲労，苦痛が軽減
  するよう支援する

  ・リスク因子を判別し，気になる点があればより注意深く
  対応する

  ・退院後の支援について確認し，状況に応じて地域と連携
  をとり，継続支援する

■ 実　施

●**産褥期の心身の変化を観察し，不安や疲労，苦痛が軽減するよう支
援する**

・褥婦の不安や疲労，苦痛に関する発言，表情，睡眠・食欲の状況を
注意深く観察する

・不安や心配事などについて傾聴し，感情の表出を支援する

・足浴やマッサージなどリラクセーションケアを実施し，休息がとれ
るよう配慮する

・育児技術の習得や児との相互作用が実感できるよう支援し，できて
いることを肯定的に評価する

●**リスク因子を判別し，気になる点があればより注意深く対応する**

・スクリーニングツール（「育児支援チェックリスト」p.42 参照）を
活用してリスク因子の有無を判別し，結果を用いて褥婦の思いを傾
聴する．より注意深く観察し，支援の強化を図る

・「エジンバラ産後うつ病調査票」（**表 3-4**），「赤ちゃんへの気持ち質
問票」（**表 3-5**）を活用して産後うつ病やボンディング障害のリス
クの有無を把握し，結果をもとに褥婦の思いを傾聴し，抱えている
問題を明らかにする．**表 3-4, 5** は産後 1 か月健診で用いることが
多い（**表 3-6**）

表 3-4　エジンバラ産後うつ病調査票 （括弧内は点数）

ご出産おめでとうございます．ご出産から今までの間どのようにお感じになったかをお知らせください．今日だけでなく，過去7日間にあなたが感じられたことに最も近い答えにアンダーラインを引いてください．必ず10項目に答えてください．

例) 幸せだと感じた…

　　はい，常にそうだった　　　　　<u>はい，たいていそうだった</u>

　　いいえ，あまり度々ではなかった　いいえ，まったくそうではなかった

「はい，たいていそうだった」と答えた場合は過去7日間のことを言います．このような方法で質問にお答えください．

1. 笑うことができるし，物事のおもしろい面もわかった (0) いつもと同様にできた (1) あまりできなかった (2) 明らかにできなかった (3) まったくできなかった	**6. することがたくさんあって大変だった** (3) はい，たいてい対処できなかった (2) はい，いつものようにはうまく対処しなかった (1) はい，たいていうまく対処した (0) いいえ，普段どおりに対処した
2. 物事を楽しみにして待った (0) いつもと同様にできた (1) あまりできなかった (2) 明らかにできなかった (3) まったくできなかった	**7. 不幸せなので眠りにくかった** (3) はい，ほとんどいつもそうだった (2) はい，ときどきそうだった (1) いいえ，あまり度々ではなかった (0) いいえ，まったくなかった
3. 物事がうまくいかないとき，自分を不必要に責めた (3) はい，たいていそうだった (2) はい，ときどきそうだった (1) いいえ，あまり度々でない (0) いいえ，そうではなかった	**8. 悲しくなったり惨めになった** (3) はい，たいていそうだった (2) はい，かなりしばしばそうだった (1) いいえ，あまり度々ではなかった (0) いいえ，まったくそうではなかった
4. はっきりした理由もないのに不安になったり，心配した (0) いいえ，そうではなかった (1) ほとんどそうではなかった (2) はい，ときどきあった (3) はい，しょっちゅうあった	**9. 不幸せなので泣けてきた** (3) はい，たいていそうだった (2) はい，かなりしばしばそうだった (1) はい，ほんのときどきあった (0) いいえ，まったくそうではなかった
5. はっきりした理由もないのに恐怖に襲われた (3) はい，しょっちゅうあった (2) はい，ときどきあった (1) いいえ，めったになかった (0) いいえ，まったくなかった	**10. 自分自身を傷つけるのではないかという考えが浮かんできた** (3) はい，かなりしばしばそうだった (2) はい，ときどきそうだった (1) いいえ，あまりたびたびではなかった (0) いいえ，まったくなかった

(Cox JL et al：Detection of postnatal depression, Development of the 10-item Edinburgh postnatal depression scale. British Journal of Psychiatry, 150, 782-786, 1987 より，岡野禎治ら訳)

表3-5　赤ちゃんへの気持ち質問票〔吉田ら（2003）による日本語版〕

母氏名　　　　　　　　　実施日　年　月　日（産後　日目）
あなたの赤ちゃんについてどのように感じていますか？ 下にあげているそれぞれについて，いまのあなたの気持ちにいちばん近いと感じられる表現に〇をつけて下さい.
1.　赤ちゃんをいとおしいと感じる
2.　赤ちゃんのためにしないといけないことがあるのに，おろおろしてどうしていいかわからない時がある
3.　赤ちゃんのことが腹立たしくいやになる
4.　赤ちゃんに対して何も特別な気持ちがわかない
5.　赤ちゃんに対して怒りがこみあげる
6.　赤ちゃんの世話を楽しみながらしている
7.　こんな子でなかったらなあと思う
8.　赤ちゃんを守ってあげたいと感じる
9.　この子がいなかったらなあと思う
10.　赤ちゃんをとても身近に感じる

（日本産婦人科医会編：妊産婦メンタルヘルスケアマニュアル. p.94, 日本産婦人科医会, 2017/Yoshida K, Yamashita H, Conroy S, Marks MN & Kumar C：A Japanese version of Mother-to-Infant Bonding Scale: factor structure, longitudinal changes and links with maternal mood during the early postnatal period in Japanese mothers. Archives of Women's Mental Health, 15（5）：343-352, 2012/ 鈴宮寛子, 山下洋, 吉田敬子：出産後の母親にみられる抑うつ感情とボンディング障害. 精神科診断学, 14（1）：49-57, 2003 より転載, 一部改変）

質問1, 6, 8, 10 は「ほとんどいつも強くそう感じる：0点」「たまに強くそう感じる：1点」「たまに少しそう感じる：2点」「全然そう感じない：3点」とする.

質問2～5, 7, 9 は「ほとんどいつも強くそう感じる：3点」「たまに強くそう感じる：2点」「たまに少しそう感じる：1点」「全然そう感じない：0点」とする.

● **退院後の支援について確認し，状況に応じて地域と連携をとり，継続支援する**

・退院後の育児について，家族と役割調整できるよう支援する

・産褥期に起こりやすい精神症状とその機序，その際の対応について説明する

・分娩施設のサポート，地域の産後ケアや産後サポートなどについて

表3-6　マタニティ・ブルーズと産後うつ病，産褥精神病の比較

	マタニティ・ブルーズ	産後うつ病	産褥精神病
発症時期	産褥3〜10日	産褥2〜3週以降	産褥2週以内
特徴	・一過性，軽度 ・頭痛，易疲労感，食欲不振，涙もろさ，抑うつ症状，不安，気分の不安定，集中困難，焦燥感などが主症状 ・25〜30％に発症 ・治療不要	・遅発，長期化 ・抑うつや不眠，食欲不振，自責感，罪悪感，希死念慮などが主症状 ・10％に発症 ・外来あるいは入院治療を要する	・急性，錯乱 ・奇妙な言動などを初発として，幻覚や妄想，錯乱状態などが主症状 ・入院治療を要する

情報提供する

・スクリーニングで「エジンバラ産後うつ病質問票」（**表3-4**）が9点以上，「赤ちゃんへの気持ち質問票」（**表3-5**）が3点以上であれば，多職種と連携をとり継続支援の開始を検討する

・産後うつ病や産褥精神病と診断された場合は，本人や家族に治療の必要性を説明する．外来通院であれば，使用する薬物の種類や作用，副作用，服用方法，母乳への影響について理解度を確認し，焦らず確実に治療を受けることを説明する

・産後うつ病や産褥精神病，ボンディング障害と診断された場合は，本人と家族で育児を続けることが可能かどうか検討する

■ 評価基準

●児の世話を楽しみながら行い，少しずつ自信を得ているような表現がある

●産褥精神病の症状がみられない

4) 正常から逸脱した褥婦への支援

(1) 子宮復古不全

■ アセスメントポイント

● **器質性の異常はないか**

・**胎盤や卵膜の子宮内残留はないか**

　　・胎盤や卵膜に欠損箇所はなかったか

　　・悪露に胎盤片や卵膜片が混入していないか

・**悪露の排泄は順調か**

　　・血性悪露が日数に比して持続していないか（p.99の**表3-1**参照）

　　・たびたび凝血の混入がみられないか

　　・間欠的・持続的外出血（暗赤色）がみられないか

　　・臭気を伴わないか

・**子宮筋腫，子宮奇形など子宮に問題はないか**

・**子宮内感染はないか**

　　・膿汁様で悪臭を伴う悪露はないか

　　・バイタルサインは正常範囲内か

　　・感染症状に関連する検査データ（WBC，CRP）は正常範囲か

● **機能性の異常はないか**

・多胎・巨大児・羊水過多による子宮過伸展はなかったか

・微弱陣痛はなかったか

・膀胱・直腸の過度の充満はないか

・溶血傾向，貧血はなかったか

● **子宮復古状態は順調か**

・子宮の硬度はよいか

・子宮底の長さ（高さ）は産褥日数や前日に比して長く（高く）ない

　か（p.99 の**表 3-1** 参照）

・子宮が大きく，柔軟に触知しないか

・けいれん性の強い後陣痛はないか（凝血や胎盤片，卵膜残留がある
　と生じやすい）

●一般状態に問題はないか

・睡眠・休息はとれているか

・食事は摂取できているか

・排泄はスムーズに行えているか

・清潔は保たれているか

■ 健康課題

子宮復古不全により全身の回復が遅れる可能性がある

■ 計　画

●目　標・再出血，感染を起こさず順調に子宮復古が進む

●具体策・妊娠，分娩経過を確認する（貧血状態，出血量，分娩所
　　　　　　要時間，分娩時の処置，分娩時の異常など）

　　　　・分娩後の悪露量や子宮収縮状態を頻回に確認する

　　　　・in-out バランス*をチェックする

　　　　　・輸液や輸血を行っている際はその管理を行う

　　　　　・尿量をチェックする

　　　　　・検査データ（RBC，Hb，Ht）をチェックし，貧血の
　　　　　　有無を確認する

　　　　　*：「in」は水分摂取量（輸液を行っている場合は＋輸液量），
　　　　　　「out」は尿量，不感蒸泄量.

　　　　・子宮収縮を阻害する因子の除去に努める

　　　　・子宮収縮の促進を図る

■ 実　施

- ●「子宮復古を促進するための支援」（p.107～109）参照
- ●体力の回復に努める
- ・一般状態の観察を行う（頻脈，動悸，息切れの有無，めまい，ふらつき，顔色など）
- ・大量出血時は安静，保温に注意する
- ・十分な休息や睡眠がとれるようにする
- ・造血食など十分な栄養が摂取できるようにする
- ・抵抗力が低下しているので感染に留意し，清潔の保持に努める
- ・身体の回復に合わせて育児へのかかわりができるよう配慮する

■ 評価基準

- ●子宮が硬く触れる
- ●子宮底の長さまたは高さが正常の産褥経過に応じて減少する
- ●子宮内に悪露の停滞がみられない
- ●悪露の色が日数の経過とともに血性，褐色，黄色，白色に変化する

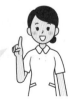

子宮復古不全により出血が多くなると，
貧血やショック症状を呈し，播種性血管内凝固症
候群（DIC）を併発することもあります.
子宮復古不全の原因をしっかり分析しましょう.

4) 正常から逸脱した褥婦への支援

(2) 妊娠高血圧症候群

■ **アセスメントポイント**

● **妊娠高血圧症候群の主症状の程度はどうか**

・血圧の上昇と1日のうちの変動はどのくらいか

・尿量の減少はないか，蛋白尿の変化はどうか

● **妊娠高血圧症候群の合併症状が出現していないか**

・子癇前症状（頭痛，眼華閃発，上腹部痛など）はないか

・肺水腫（多呼吸，咳，呼吸困難，頻脈）を起こしていないか

● **妊娠高血圧症候群に関連する既往歴はないか**

・既往歴に高血圧，腎炎，妊娠高血圧症候群はないか

・家族歴に高血圧はないか

● **疲労感はないか**

・分娩時ストレス・精神的ストレスはないか

・育児への負担感はないか

・休息や睡眠は適度にとれているか

● **子宮復古状態は順調か（p.98〜99 参照）**

■ **健康課題**

● **子癇発作を起こす可能性がある**

● **症状が改善せず，将来，高血圧症，糖尿病，脂質異常症，腎障害，
　心臓血管障害を起こす可能性がある**

■ 計　画

● **目　標** ・子癇発作などの合併症を起こすことなく症状が軽快する
　　　　　・疾患について正しく理解し，退院後の注意点がわかる

● **具体策** ・妊娠高血圧症候群にみられる症状を観察する
　　　　　・産後の安楽を図る
　　　　　・産後の自己管理や日常生活の改善の必要性について指導
　　　　　　する

■ 実　施

● **妊娠高血圧症候群にみられる症状の観察**

・産褥早期（特に分娩後 24 時間以内）は，血圧，心拍数，SpO_2のモニタリング，尿量，尿蛋白量，全体の in-out バランスを厳重に観察する

・子癇前症状や肺水腫などの合併症の症状出現に注意しながら併発予防に努める

　・子癇発作の前駆症状（頭重感，頭痛，めまい，不眠，不安，嘔気・嘔吐，胃痛，眼華閃発，弱視，黒内障，網膜剥離）の有無を観察する

　・子癇発症予防として，騒音や光の遮断，疼痛軽減，安静臥床を行う

　・肺水腫については，咳，息苦しさ，動悸，SpO_2 低下の症状がみられないか観察する

・使用する薬剤（降圧剤や利尿剤）の効果，副作用を確認する

● **産後の安楽を図る**

・分娩や育児への疲労，睡眠状況を確認し，疲労増強時や血圧上昇時は休息を促す

・産後疼痛の軽減を図る

●産後の自己管理や日常生活改善の必要性について指導する

・産後，高血圧症を発症したり腎機能障害などの合併症を引き起こしたりする可能性があることを説明する

・将来，母自身の生活習慣病（高血圧，糖尿病，脂質異常症，脳血管障害，虚血性心疾患，メタボリックシンドロームなど）の発症リスクが高いことを説明する

・次子妊娠時の妊娠高血圧症発症のリスクは通常の2倍程度といわれており，次子妊娠を予定する際，産前からの血圧コントロールが重要であることを説明する

・家庭での血圧の測定方法と受診の目安を指導する

・適度な運動，食事療法（塩分制限，カロリー制限）の必要性と方法について指導する

・産後の育児により自己管理が不十分にならないよう，家族へのサポートを求める

■ 評価基準

●妊娠高血圧症候群の悪化を認めず，育児ができる

●血圧管理方法や日常生活上の注意点について述べることができる

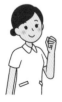

産後一時的に症状が落ち着いても，産後疼痛や育児疲れにより，2，3日後に再び血圧が上昇することはよくあります．
負担なく育児ができるよう配慮しましょう．

4）正常から逸脱した褥婦への支援

（3）妊娠糖尿病

■ アセスメントポイント

● 妊娠糖尿病と診断された後，自己管理はできていたか

● 産後，血糖コントロールに問題はないか

● 産後の継続的な自己管理の必要性について理解できているか

● 母乳分泌は良好か

■ 健康課題

血糖コントロール不良により 2 型糖尿病へ移行するリスクがある

■ 計 画

● 目 標 ・血糖が安定する

・2 型糖尿病発症を予防するための対策がわかる

● 具体策 ・血糖変動に応じた血糖管理をする

・自己管理の重要性について指導する

■ 実 施

● 血糖変動に応じた血糖管理

・産前にインスリンを使用していた際は，投与の指示変更（中止また
は減量）を確認する

・産後の食事摂取量，疲労度，睡眠状況，母乳分泌量を確認する

・高血糖，低血糖症状の自覚の有無について確認する

・食前・食後や，低血糖が生じやすい授乳直後や夜間の血糖変化を確
認する

・授乳後などの低血糖症状出現時は，補食するよう指導する

● **自己管理の重要性についての指導**

・妊娠糖尿病発症後の 2 型糖尿病への移行やメタボリックシンドロームの発症の予防と早期発見のため，産後 6〜12 週時の 75gOGTT 評価やその後の継続的な定期検診が必要であることを説明する

・母乳分泌が自己の血糖改善や 2 型糖尿病発症のリスクを低減することを説明し，母乳栄養継続を勧める

・産後の体重管理，食生活の改善，適度な運動の必要性について指導する（血糖コントロールや体重変化，授乳量などに応じて個別対応とする）

・定期的な検診の受診を勧める

・次の妊娠を考える際，妊娠前の血糖コントロールが必要であることや，妊娠時には妊娠糖尿病の既往があることを伝えるよう指導する

■ 評価基準

● **血糖値が正常範囲である**

● **食事，体重管理の目安，日常生活上の改善点について述べることができる**

● **母乳栄養を継続できる**

4) 正常から逸脱した褥婦への支援

(4) 帝王切開術後

■ アセスメントポイント

● **麻酔からの覚醒はスムーズか**

● **バイタルサイン（体温，脈拍，呼吸，血圧，顔色）に変化はないか**

● **創部に異常はないか**

・創部からの出血はないか

・創部の滲出液の色，臭気，量に異常はないか

● **子宮復古に異常はないか**

・子宮底は徐々に下降しているか

・子宮底は硬く触れるか

・悪露の排泄（色，性状，量，臭気）に異常はないか

● **術後合併症はないか**

・イレウスはないか

・排尿障害はないか

・下肢に血栓性静脈炎および深部静脈血栓症を疑う徴候（Homans
徴候）がみられないか

・血栓形成のリスク（高年齢，肥満など）は高くないか

・産褥熱はないか

・創部の縫合不全はないか

● **帝王切開の適応は何か**

・前回帝王切開，児頭骨盤不均衡，分娩遷延，前置胎盤，臍帯脱出，
胎位・胎向・胎勢の異常，胎児機能不全などのうちどれか

● **予定（選択的）帝王切開であったか，緊急帝王切開であったか**

・手術に対する母親，家族の受け入れはできていたか

・術前の心身の準備はできていたか

・新生児の状況はどうか

■ 健康課題

● 子宮収縮不良による大出血に起因するショックを起こす可能性がある

● 術後合併症（イレウス，感染，血栓形成，縫合不全など）を引き起こす可能性がある

● 育児への参入が遅れ，愛着行動が阻害されるおそれがある

■ 計　画

● **目　標**　・子宮復古が順調に経過する

　　　　　・術後合併症が起こらない

　　　　　・児への愛着行動がとれている

● **具体策**　・特に術後 24 時間は，一般状態，創出血，子宮復古状態，in-out バランスに注意して観察する

　　　　　・血栓形成防止のために弾性ストッキングの着用，間欠的空気圧迫法を行い，早期離床を促す

　　　　　・悪露の滞留を防ぐ

　　　　　・全身および陰部，創部の清潔の保持に努める

　　　　　・排尿，排便を整える

　　　　　・食事はできるだけ消化がよく，高蛋白，高カロリーのものを術後日数に合わせて徐々に勧めていく

　　　　　・動静は安静度に合わせて勧めていく

　　　　　・手術に対する褥婦の気持ちを受けとめる

　　　　　・なるべく早期から育児への参加，乳房管理を開始する

　　　　　・術後感染に関する検査データ（WBC，CRP）について観察する

■ 実　施

●手術直後および当日のケア・支援

・完全に麻酔から覚醒するまで，頻回にバイタルサイン，顔色，創部の出血，子宮収縮状態，悪露の性状・量を観察する

・末梢冷感がある場合は，湯たんぽなどで保温を図るが，火傷に注意する

・in-outバランスを確認する

　　・指示された輸液量を投与する

　　・排尿量，性状（濃縮尿，血尿の有無）を観察する

　　・出血量（創出血，悪露）が多くないか観察する

・子宮収縮を確認し，収縮不良や悪露の流出が多い場合は，子宮収縮促進を図る（p.151〜153参照）

・血栓形成防止のために，弾性ストッキングの着用，間欠的空気圧迫法を行い，同一体位が持続しないよう適宜体位変換を行う

●手術翌日から退院までのケア・支援

・一般状態に問題がなければ，悪露の滞留防止および血栓形成の防止のためにも早期離床を促すが，初回歩行時は必ず付き添う

・経腟分娩と同様，産褥経過の観察を行う

・創部の出血，癒合状態，創周囲の発赤，硬結の有無を観察する

・食事開始後，イレウス症状（金属音，腹部膨満，排ガス，嘔気，嘔吐の有無）に注意して観察を行う

・3，4日経っても自然排便がない場合は，緩下剤や坐薬を使用し排泄を促す

・排尿を規則正しく行うよう援助する

　　・特に留置カテーテル抜去後の排尿状態，量，回数に注意する

　　・残尿感や排尿時痛を伴う場合は，積極的な飲水や定期的な排尿を促す

・全身清拭を行う（創部に異常がなければシャワー浴も可能）
・母体手術創への圧迫や負荷を避けるよう配慮しながら早期授乳や育児を開始する
・喪失体験をもっている場合は，悲嘆作業を援助する

●退院時のケア・支援

・退院後の家事やその他の労働について家族にも指導して協力を促し，一般褥婦よりもやや遅らせる
・創部に異常のあるときは，できるだけ早く受診するよう指導する（発熱，疼痛，出血，滲出液の状態など）
・次子を希望する場合は，次の妊娠は，創部が完全に治癒し，回復するまであけるよう伝える

■ 評価基準

●子宮収縮が産褥日数に相応して良好である
●合併症（イレウス，感染，血栓形成，縫合不全）がみられない
●帝王切開による分娩を受容している

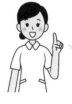

術後疼痛が続くと，なかなか早期離床が図れません．
適切なタイミングで鎮痛薬を使うことが大切です．

IV

新生児期

1）胎外生活適応過程のアセスメントポイント

（1）出生直後

- **胎児期に正常な発育・発達の過程をたどっているか**
- ・胎児環境としての母体は良好な状態を保っているか
- ・胎児発育や健康状態は良好か
- ・先天異常およびそのリスクはないか
- ・感染およびそのリスクはないか（母体の感染症はないか）
- **分娩期に胎児の健康状態が良好に保たれているか**
- ・分娩様式や分娩所要時間は正常か
- ・胎児機能不全の徴候はみられないか
- ・破水の時期や羊水の性状は正常か
- ・臍帯や胎盤所見は正常か
- **在胎週数は 37〜42 週未満の正期産の時期に入っているか**
- **出生直後に力強く啼泣し，筋緊張が保たれているか**
- **アプガースコア（p.168）は正常を示す 8 点以上を確保できているか**
- **呻吟や鼻翼呼吸，陥没呼吸，肺雑音，チアノーゼなどの異常所見が みられず，正常な気道確保がされているか**
- ・鼻呼吸，腹式〜胸腹式呼吸が行われているか
- ・正常な呼吸数（40〜60 回/分）が維持されているか
- **正常な心拍数（120〜160 回/分）が維持され，心雑音の聴取やチ アノーゼがなく，胎児循環から新生児循環へ円滑に移行しているか**
- **熱産生により正常な体温（36.5〜37.5℃）が維持されているか**
- **外表奇形や分娩時外傷はみられないか**
- **外表所見や神経学的所見が成熟徴候を示しているか**
- **身体各部の計測値が在胎週数に見合っているか**
- **出生後できるだけ早期に母親との接触がもたれているか**

1）胎外生活適応過程のアセスメントポイント

（2）移行期

● **肺呼吸の確立への円滑な移行がなされているか**

・正常な呼吸数やリズムが維持されているか

・多呼吸，努力呼吸，無呼吸発作などの呼吸障害がみられないか

● **新生児循環の確立への円滑な移行がなされているか**

・正常な心拍数やリズムが維持されているか

・病的な心雑音が聴取されていないか

・正常な体温（37.0±0.5℃）が維持され，四肢末梢の冷感やチアノーゼが出現していないか

● **早発性黄疸が出現することなく生理的黄疸の範囲内にあるか**

● **出生後 24 時間以内に初回排尿，排便がみられるか**

● **哺乳行動の確立に向けての準備がなされているか**

・吸啜運動や嚥下運動，蠕動運動がみられるか

・哺乳行動に呼吸を同調させているか（哺乳時の努力呼吸や無呼吸発作などの呼吸障害がみられない）

・哺乳行動を阻害する異常嘔吐がないか

● **ビタミン K の摂取ができているか**

● **母親との接触の回数が増えているか**

1) 胎外生活適応過程のアセスメントポイント

(3) 生後3日

- ●バイタルサイン測定値は正常範囲内に維持されているか
- ●体重減少が生理的範囲内に保たれているか（p.172 参照）
  - ・体重減少率が 10%以内に保たれているか
  - ・体重減少に伴う脱水症状（飢餓熱，大泉門陥没，排泄回数減少など）がみられないか
  - ・哺乳による栄養摂取量の増加がみられるか
  - ・便が緑黄色の移行便へと変化しているか
- ●黄疸の出現時期や部位，程度は日齢に相当し，生理的黄疸の範囲内にあるか（図 4-1）
- ●産瘤や点状出血の消失など分娩の影響からの回復がなされているか
- ●日齢に応じた皮膚の変化（中毒性紅斑や落屑など）がみられるか
- ●日齢に応じた臍帯の変化（乾燥しミイラ化する）がみられるか
- ●母親との接触が増え，母子相互作用が行われているか

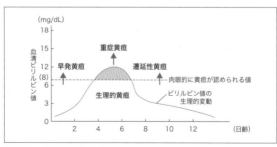

図 4-1　新生児黄疸（生理的黄疸と病的黄疸）
（森岡一朗：黄疸の病態と臨床．「新生児学入門」．仁志田博司編，第 5 版，p.292，医学書院，2018 より許諾を得て転載）

1) 胎外生活適応過程のアセスメントポイント

（4）退院時

●バイタルサイン測定値は正常範囲内に維持されているか
●体重が生理的体重減少から体重増加に転じているか
・哺乳による栄養摂取量の増加がみられるか
・便が黄色の乳便へと変化しているか
●外界との接触や刺激の増加によって，睡眠や覚醒を調整する能力
（新生児の意識レベル：state）が発達してきているか（表4-1）
●黄疸の出現時期や部位，程度が日齢に相当し，生理的黄疸の範囲内
あるいは軽減がみられるか（p.166の図4-1参照）
●母子相互作用を通じて，児の基本的欲求を満たす行動がとられてい
るか

表4-1　Brazeltonによる覚醒水準（state）の分類

評　価	児の状態・特徴
state 1 deep sleep	閉眼し眼球運動はみられない．呼吸は深く規則的で，心拍数は100～120回/分と緩やかである．体動はなく，強い刺激のみに反応する
state 2 light sleep	閉眼しているが眼球運動が時折みられる．呼吸は不規則である．時折微笑やぐずり泣きがみられ，刺激への反応性は亢進している
state 3 drowsy	ウトウトと開眼したり閉眼したりする．呼吸は不規則である．刺激への反応性は緩慢である
state 4 quiet alert	ぱっちりと開眼し目覚めた状態で，呼吸は規則的である．体動は少なく，刺激に注意を集中する
state 5 active alert	開眼し体動は活発である．空腹や不快などの刺激に敏感である
state 6 crying	激しく泣いて呼吸は乱れ，活動性は亢進する．視覚や聴覚刺激を用いても新生児の注意をひくことは困難である

2）胎外生活適応過程のアセスメントに必要な技術

（1）アプガースコアの採点

●**必要物品**（正常分娩では多くの場合，1分値は物品を使用しない）
・新生児用聴診器，ストップウォッチ
●**方　法**
・出生後1分時・5分時に**表4-2**の5項目を観察する
●**評価の目安**
・1分値は出生時の呼吸・循環動態，5分値は神経学的予後を反映する
・出生後1分時と5分時に5項目を評価し，合計点を算出する
・新生児仮死が認められる場合はアプガースコアの判定を待たずに蘇生を実施する（**図4-2**）
・点数が低い場合は，10点になるまでに要した時間を確認する

表4-2　アプガースコア

	0点	1点	2点
心拍数	なし	100回/分未満	100回/分以上
呼　吸	なし	弱々しい泣き声	強く泣く
筋緊張	だらんとしている	軽く四肢を曲げる	四肢を活発に動かす
反　射	反応なし	顔をしかめる	泣く
皮膚色	全身蒼白 またはチアノーゼ	四肢のみ チアノーゼ	全身ピンク色

①心拍数：臍帯の触知により臍帯心拍数を確認し，リズムの速さを判断する．
②呼　吸：啼泣の有無を中心として胸郭の挙上や下降，それに伴うチアノーゼと関連させて観察する．
③筋緊張：四肢の自発運動や四肢を他動的に伸展させたときの抵抗力を観察する．
④反　射：足底の刺激や羊水吸引による刺激によって，泣く，顔をしかめる，くしゃみをするといった反応を観察する．
⑤皮膚色：皮膚色やチアノーゼの範囲を観察する．
8点以上：正常，4～7点：軽度仮死，0～3点：重度仮死．

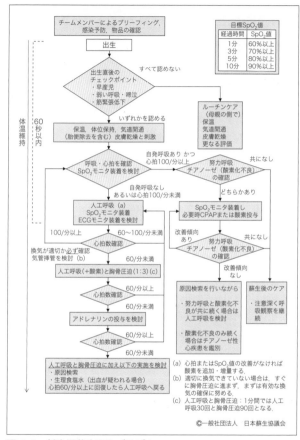

図 4-2　新生児蘇生アルゴリズム

（日本蘇生協議会：新生児蘇生アルゴリズム.「JRC 蘇生ガイドライン 2020」. 医学書院, 2021 より許諾を得て転載）

2) 胎外生活適応過程のアセスメントに必要な技術

(2) 身体計測

●必要物品・準備

・体重計，身長計，メジャー，児頭計測器，ノギス

・体重計や身長計にはタオルを敷いて保温に努め，安全で暖かい場所を確保する

●方　法

・**体重計測**：体重計の目盛りが0になっていることを確認して，裸にした児を殿部から頭部の順に静かに体重計に乗せて計測する

・**身長計測**：計測台の上で児を仰臥位にして，頭頂を0点に合わせ，眼窩点と耳珠点とを結んだ直線が身長計の台板に垂直になるように頭を保持する．両膝を軽く押さえて下肢を伸展させ，足底にあたる箇所までの距離を計測する．身長計がない場合はメジャーで代用できる

・**胸囲計測**：メジャーを用いて，触診した両肩甲骨下縁と乳頭直上部の周囲を，呼気と吸気の間で計測する

・**頭囲計測**：以上3つの計測を終えた着衣後に計測する．メジャーを用いて，後頭結節と眉間を通る周囲を計測する

・**頭部の計測**：必要時，児頭計測器を用いて計測する．児頭計測器は鉛筆を持つようにして両手でしっかり把持し，測定箇所を触診しながら以下の手順で計測する（**図4-3**）

　①仰臥位の状態で，小横径（左右冠状縫合の最大距離）と大横径（左右頭頂骨結節間の距離）を計測する（**図4-4**）

　②次に児頭を横に向け，小斜径（後頭結節下方項窩から大泉門中央距離）と大斜径（頤部先端から後頭までの最大距離），前後径（後頭結節から眉間までの距離）を計測する

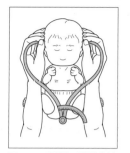

図 4-3　頭部の計測方法

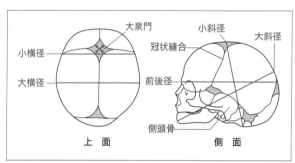

大泉門
小横径
大横径
上　面

小斜径
大斜径
冠状縫合
前後径
側頭骨
側　面

図 4-4　頭部の計測部位

③正面を向く状態に戻し，ノギスを用いて大泉門（平行に向かい合う対辺の距離）を計測する

●評価の目安（表 4-3）

・5 つの計測値から，胎児発育や分娩の影響について評価する
・**体重**：在胎週数に相応した値か，生理的体重減少およびその後の体重増加を評価する

体重減少率の算出

出生後は生理的体重減少が起こるため，体重減少率を算出する

・**計算式**　[出生体重－現在の体重]÷[出生体重]×100
・**評　価**　生後 3～4 日で 5～10%の減少がみられ，7～10 日で出生時体重に回復するのが正常である．10%以上の体重減少は要注意とみなされ，原因を精査し対処する．体重増加に転じたあとは，18～30 g/日の増加は正常，18 g/日以下は増加不良と評価するが，母乳分泌の状態と合わせて評価する

・**身長**：在胎週数に相応した値かを評価する
・**胸囲**：胸囲は頭囲より小さいかなどを評価する
・**頭囲・頭部**：分娩時の胎位胎向によって値が変動する．大泉門は 2～3 cm で平坦な状態が正常である

表 4-3　新生児の身体計測値（平均）

	男児平均	女児平均
体重	3.05 kg	2.96 kg
身長	49.2 cm	48.7 cm
胸囲	31.6 cm	31.5 cm
頭囲	33.5 cm	33.1 cm
頭部	小横径 7～8 cm，大横径 9～10 cm 小斜径 9 cm，大斜径 13 cm，前後径 11 cm	

（厚生労働統計協会：国民衛生の動向 2019/2020．厚生労働統計協会，2019 をもとに作成）

2) 胎外生活適応過程のアセスメントに必要な技術

(3) バイタルサインの測定

●必要物品・準備

・新生児用聴診器，ストップウォッチ，体温計（電子体温計，直腸用体温計を用途に応じて選択する），消毒用アルコール綿，潤滑油
・暖かく静かな場所を確保する

●方法

・観察者の刺激による値の変動が大きい項目から測定する
・呼吸の観察
　①児の安静時に，胸腹部を観察できるように衣服を開く
　②胸腹部の動きを観察し，呼気・吸気による腹壁の上下運動を1回として，ストップウォッチを用いて1分間の呼吸数を測定する
　③呼吸の型やリズム，異常呼吸の有無を観察する
　④シルバーマンスコア（**表4-4**）に沿って採点する
　⑤手で温めておいた聴診器を胸部に静かにあて，左右の呼吸音を聴取する（**図4-5**）

表4-4　呼吸機能の適応状態の評価法「シルバーマンスコア」

評価項目　　　点数	0点	1点	2点
胸腹部の運動	胸腹部が同時に動く	吸気時に胸部が凹む	シーソー呼吸
肋間陥没	なし	わずかにあり	著明
剣状突起部の陥没	なし	わずかにあり	著明
鼻翼呼吸	なし	わずかにあり	著明
呼気性呻吟	なし	聴診器で聴取される	著明

173

・心拍の観察

①上記の呼吸の観察の後，聴診器を心尖部にあてる

②リズム不整や心雑音（心音の合間のザーザーという雑音）の有無を聴取し，1分間の心拍数を測定する

・体温の観察

・出生直後は深部温を把握するために直腸温を測定する

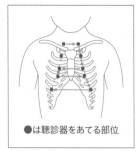

●は聴診器をあてる部位

図4-5　呼吸音の聴取部位

・体温が安定してくれば，直腸粘膜への損傷を避けるためにも皮膚温での測定とする

皮膚温の測定

①腋窩前方から最深部（腋窩動脈上）に体温計の先端が固定されるように挿入する

②新生児の上肢を胸郭に密着させるように軽く固定する

③電子体温計を使用する場合は，予測検温終了の電子音が鳴ったら予測温度値を読み取る

・皮膚温が低い場合は，カンガルーケアや室温・衣服の調整などの保温方法を用いて，30分〜1時間後に再度測定する．あるいは深部温（直腸温）を確認する

直腸温の測定

①おむつをはずした状態の仰臥位にして，両足をしっかり支える

②潤滑油が先端についた直腸用体温計を肛門部より1〜1.5cm挿入し，体温を測定する

・使用後の新生児用聴診器や体温計はアルコール綿で消毒した後に収納する（水平感染予防のため，体温計は個人用が望ましい）

●評価の目安

・呼吸や心拍は意識レベルの影響を受けていることを加味した評価とする（**表4-5**）

・**呼　吸**

- ・正常な呼吸型は腹式～胸腹式であり，シーソー呼吸（吸気時に胸部が陥没し腹部が膨隆する，呼気時に胸部が膨隆し腹部が陥没する）や陥没呼吸（吸気時に胸部が陥没する）は異常と判断される
- ・新生児は鼻呼吸であるが，鼻翼呼吸（吸気時に鼻腔が拡大）は異常と判断される
- ・周期性呼吸（20秒間に3秒以上の無呼吸が3回以上みられるもの）となりやすいが，20秒以上の呼吸停止あるいは20秒以内でも徐脈を伴うものは無呼吸であり，異常と判断される
- ・呼吸音は生後しばらく肺水が吸収されるまで，捻髪音（指で髪をはさんでこする音）や湿性ラ音（炭酸飲料の泡沫音）などが聴かれることがあるが，清明であるのが通常である．呻吟（呼気時に生ずるうなり）は異常と判断される
- ・シルバーマンスコア2点以上は呼吸障害と判断される（**表4-4**）

・**心　拍**

- ・肺循環の確立過程において生理的心雑音が聴取されることがあるが，数時間で消失することが多く，これは正常とみなされる．し

表4-5　新生児のバイタルサインの測定値

呼　吸	・出生直後は不規則（60～90回/分） ・通常40～60回/分（安静時） ・60回/分以上は多呼吸
心　拍	・出生直後は頻脈傾向，30分～2時間で落ちつく ・通常120～160回/分（安静時） ・100回/分以下は徐脈，160回/分以上は頻脈
体　温	・出生直後は37.0～38.0℃ ・通常36.5～37.5℃

表 4-6　心雑音の強度の評価法「レバインの分類」

I度	注意深く聴取することで聴こえる，きわめて微弱な雑音
II度	聴診器をあてるとすぐに聴取できる微弱な雑音
III度	振戦（振動を手で触れる状態）を伴わない，II度とV度の中間くらいの弱い雑音
IV度	振戦を伴う，II度とV度の中間くらいの強い雑音
V度	振戦を伴う，聴診器を軽くあてただけで聴取できる雑音
VI度	振戦を伴う，聴診器を近づけるだけで聴取できる雑音

かし，上記にあてはまらず，哺乳力低下や心不全症状，血液酸素飽和度の低下などの心疾患を疑わせる症状がみられる場合は病的な心雑音とみなされる．心雑音の強度はレバインの分類に沿って評価する（**表 4-6**）

・**体温**

・出生直後，一時的に 35℃台まで下降するが（初期体温下降），その後 4～8 時間で 36.5～37.5℃に保たれる．深部温が 35.5℃以下は低体温で，異常と判断する

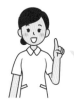

正しい測定方法に基づいて，正しいデータを得ることが大切です．
新生児に負担をかけないよう注意しましょう．

2) 胎外生活適応過程のアセスメントに必要な技術

(4) 生理的黄疸の観察

● **必要物品**

・経皮黄疸計（コニカミノルタ）

● **方　法**

・経皮黄疸計を児の眉間部や胸骨部にあてて数値を測定し，クラマー法を用いて視覚的に黄疸の広がりを観察する（**図4-6**）

・測定とともに，核黄疸を示唆する臨床症状である筋緊張の低下や嗜眠，吸啜反射やモロー反射の減弱などを観察する

● **評価の目安**

・血清ビリルビン値に相応した値が出るように設定されている黄疸計を用いる場合は，出された数値が日齢に即した光線療法の適応基準以下であればおおよそ生理的黄疸の範囲内と評価し，基準以上であれば光線療法の適応と考える（**図4-7**）

・病的黄疸が疑われる場合，採血により血清ビリルビン値を測定し，評価する（**図4-7**，**表4-7**）

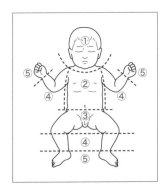

図4-6　クラマー（Kramer）法による生理的黄疸の評価

肉眼的に皮膚の黄染度を観察し，進行度（黄疸の広がり）を5段階（図中の①〜⑤）で判定する.

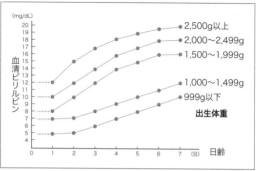

図 4-7　村田・井村による光線療法の適応基準

（井村総一：新生児黄疸の治療　光線療法の適応基準と副作用の防止．日本臨床，43：1741-1748，1985 より引用）

註1：日齢，出生体重による基準線をこえた場合に光線療法を開始する．

註2：次に示す核黄疸発症の危険因子が存在する場合は，1 段低い基準線をこえた時に光線療法を考慮する．

①周生期仮死，②呼吸窮迫，③アシドーシス，④低体温，⑤低蛋白血症，⑥低血糖，⑦溶血，⑧敗血症を含む中枢神経系の異常徴候．

註3：その日齢における開始基準よりビリルビン値が2～3 mg/dL 低下した場合に中止する．

表 4-7　光線療法（光線），交換輸血（交輸）の適応基準

血清総ビリルビン濃度による基準（値は「光線/交輸」，単位は mg/dL）

出生体重	<24 時間	<48 時間	<72 時間	<96 時間	<120 時間	>5 日
<1,000 g	5/8	6/10	6/12	8/12	8/15	10/15
<1,500 g	6/10	8/12	8/15	10/15	10/18	12/18
<2,500 g	8/10	10/15	12/18	15/20	15/20	15/20
≧2,500 g	10/12	12/18	15/20	18/22	18/25	18/25

血清アンバウンドビリルビン濃度による開始基準

出生体重	光線療法	交換輸血
<1,500 g	0.3 μg/dL	0.8 μg/dL
≧1,500 g	0.6 μg/dL	1.0 μg/dL

（杉本　徹，他：総ビリルビン濃度による光線療法，交換輸血の適応基準．「最新 NICU マニュアル」．改訂第 3 版，p.100，診断と治療社，2005 をもとに作成）

2) 胎外生活適応過程のアセスメントに必要な技術

(5) 全身観察

■ 外表所見の評価

●準 備
・ラジアントウォーマーを温め，安全な環境を準備しておく
・分娩介助者による出生直後の一次精査結果を収集しておく

●観察項目
以下のように系統的に順序立てて観察を行う

・**全身**：姿勢，筋緊張，活気，皮膚色，皮下脂肪，ぜい毛，浮腫，血管腫，母斑，湿疹などの有無

・**頭部**：骨重積，産瘤・頭血腫の有無，大泉門の膨隆の有無

・**顔面**：目（位置，大きさ，左右対称性，眼球の有無，眼瞼の状態など），鼻（形・硬さ，位置，鼻腔の状態など），口（口唇口蓋裂の有無，動きの左右対称性など），耳（耳介の大きさ，高さ，左右対称性，外耳道の有無，副耳・瘻孔の有無など）

・**頸部，上肢**：頸部（頸の長さ・腫瘤など），上肢（姿勢，左右対称性，長さなど），手指（指や爪の数・長さ，掌の状態）

・**胸腹部**：鎖骨骨折の有無，乳房・乳頭の状態，腹部膨満の有無，臍断面部（臍血管数，出血）

・**股関節，下肢**：股関節脱臼の有無，下肢（屈曲姿勢，左右対称性，長さ），足趾（指や爪の数）

・**陰部**：尿道口の位置，睾丸の触知，陰唇の状態

・**背部，肛門**：髄膜瘤の有無，脊柱の状態，肛門の位置，鎖肛の有無

■ 反射行動の観察

●観察項目

- **探索反射**：口唇や口角を刺激すると，刺激を受けた方向に顔を向けて口を開き，とらえようとする
- **吸啜反射**：口の中に指や乳頭を入れると規則的に吸啜する
- **把握反射**：児の手掌に指をすべりこませると握りしめる
- **モロー反射**：刺激を与えたときに，両上肢を開いて側方から正中方向に抱きつくような動作をする
- **引き起こし反射**：ゆっくりと座位に引き起こすと，肘を屈曲して頭を持ち上げる
- **自動歩行**：両腋下を支えて立位にして足底を台上につけると，下肢を交互に屈伸させて歩行に似たような動作をする

■ 成熟度の観察

●評価方法

- デュボビッツ（Dubowitz）法や，デュボビッツ法の欠点を補うものとして作成されたニューバラード（New Ballard）法を用いる（表4-8）．1回目は生後4時間以内に実施するが，神経学的所見の信頼性を高めるために生後24時間頃に2回目を実施する

表 4-8　成熟度の評価法「ニューバラード (New Ballard) 法」(神経学的所見)

	-1	0	1	2	3	4	5
姿　勢				脚がより強く屈曲	腕も屈曲	腕も脚も屈曲	
手の前屈角	>90°	90°	60°	40°	30°	0°	
	腕も脚も伸展	腕も脚も伸展	股関節、膝関節でわずかに屈曲				
腕の戻り		伸展したまま180°	140°～180°	110°～140°	90°～110°	<90°	
		160°	140°	120°	100°	90°	<90°
膝窩角	180°						
スカーフ徴候							
踵→耳							

(長谷川 功：最新 NICU マニュアル. 第 3 版. p.236, 診断と治療社, 2005 をもとに作表. 原典は Ballard JL, et al：New Ballard Score, expanded to include extremely premature infants. J Pediatr, 119：417-423, 1991)

表4-8　成熟度の評価法「ニューバラード (New Ballard) 法」つづき (外表所見)

	−1	0	1	2	3	4	5
皮膚	湿潤している もろく、透けて見える	ゼラチン様 紅色で半透明	滑らかな、一様にピンク 静脈が透けて見える	表皮の剥離または発疹 静脈はわずかに見える	表皮の亀裂 体の一部は蒼白 静脈はほとんど見えない	厚く、羊皮紙様 深い亀裂 血管は見えない	なめし革様 亀裂 しわが多い
うぶ毛	なし	まばら	多数密生	うすくまばら	少ない うぶ毛のない部分あり	ほとんどない	
足底表面	足底長 40〜50 mm：−1 <40 mm：−2	足底長 >50 mm					
足底部のしわ		なし	かすかな赤い線	前 1/3 にのみ	前 2/3 にあり	全体にしわ	
乳房	わからない	かろうじてわかる	乳輪は平坦 乳腺組織は触れない	乳輪は点刻状 乳腺組織は1〜2mm	乳輪は隆起 乳腺組織は3〜4mm	完全な乳輪 乳腺組織は5〜10mm	
眼/耳	眼裂は融合している ゆるく：−1 かたく：−2	眼裂開口している 耳介は平坦で折り重なったまま	耳介にわずかに巻き込みあり 軟らかいが折り曲げるとゆっくり元に戻る	耳介にやや巻き込みあり 軟らかいが折り曲げるとすぐに元に戻る	耳介に十分な巻き込みあり 硬く、折り曲げても瞬時に元に戻る	耳介軟骨は厚く 耳介は十分な硬さあり	
性器(男児)	陰嚢部は空虚で表面はなめらか	陰嚢内は空虚 陰嚢のしわはわずかにあり	睾丸は上部鼠径管内 陰嚢のしわはわずかにあり	睾丸は下降 陰嚢のしわはまばら	睾丸は完全に下降 陰嚢のしわは多い	睾丸は完全に下降し、ぶらさがる 陰嚢のしわは深い	
性器(女児)	陰核は突出 小陰唇は平坦	陰核は突出 小陰唇は小さい	陰核は突出 小陰唇はより大きい	大陰唇と小陰唇が同程度に突出	大陰唇は大きく 小陰唇は小さい	大陰唇が陰核と小陰唇を完全に覆う	

評　点

スコア	週数
−10	20
−5	22
0	24
5	26
10	28
15	30
20	32
25	34
30	36
35	38
40	40
45	42
50	44

1）生命維持（バイタルサイン）確立への支援

（1）呼吸・循環確立—気道の確保

■ アセスメントポイント

● **肺呼吸の確立，新生児循環への移行が円滑に行われているか**

・胎児期の情報（発育・発達状態，健康状態など）に呼吸・循環障害のリスクがないか

・呼吸・循環に関する胎外生活への適応は良好か（p.165 参照）

　・アプガースコア（p.168 参照），呼吸数・心拍数は正常範囲か

　・心雑音や心音のリズムに不整はないか

　・チアノーゼの出現部位は生理的範囲内か

● **呼吸・循環確立に影響する因子はないか**

・児頭娩出から躯幹娩出までに第1呼吸の助成が適切にできているか

・出生直後の新生児は成熟し，健康状態が良好か（p.164 参照）

・新生児の熱喪失を防ぎ，至適温度環境で新生児の体温維持が図られているか（p.186〜187 参照）

■ 健康課題

● **羊水や分泌物で気道が閉塞され，呼吸障害を起こしやすい**

● **呼吸調節機構が未熟であるため，無呼吸発作を起こしやすい**

● **新生児循環への移行時に循環障害を起こしやすい**

■ 計　画

● **目　標** ・呼吸を開始できる

　　　　　・呼吸障害を起こさない

　　　　　・循環障害を起こさない

- **●具体策** ・p.169 の図 4-2 にある「出生直後のチェックポイント」
  （早産児，弱い呼吸・啼泣，筋緊張低下）に沿って評価を
  行う

  ・「出生直後のチェックポイント」のすべてが認められない
  場合は，原則としてルーチンケアを母親の近くで実施し，
  呼吸状態と循環状態を継続観察する

    ・皮膚の羊水を拭き取って乾燥させ，保温する

    ・口や鼻の分泌物をガーゼやタオルで拭い，気道を開通
    する体位をとらせる

  ・「出生直後のチェックポイント」のいずれかが認められた
  場合は，新生児蘇生の初期処置を実施する

    ・保温：処置はラジアントウォーマー下で行い保温に努
    める

    ・体位保持：気道確保の体位を保持する（**図 4-8**）

    ・気道開通：気道確保の体位がとれても，呼吸が弱々し
    い場合や気道閉塞の徴候がある場合は，口腔・鼻腔の
    順で吸引を行う

    ・皮膚乾燥と刺激：乾いたタオルで皮膚を拭いて乾燥さ
    せ，児の背部，体幹を優しくこする

  ・以降，新生児蘇生アルゴリズム（p.169 の図 4-2 参照）
  に沿ってケアを行う

■ 実　施

- **●気道確保の体位（図 4-8）**
- **●気道（口腔・鼻腔）吸引**
- ・分泌物が少なく呼吸に問題がなければ，気道吸引の必要はない
- ・気道吸引する場合の吸引チューブのサイズは，羊水混濁のある正期
  産児は 12 Fr または 14 Fr，低出生体重児では 8 Fr を用いる

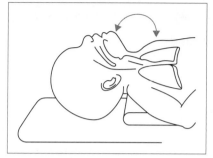

図 4-8 かぐ姿勢 (sniffing position)
頸部を軽く伸展させ，気道を確保する.

・吸引はまず口腔内，次に鼻腔内を行う
・出生後数分間に後咽頭を刺激すると，徐脈や無呼吸の原因となる迷走神経反応を引き起こすことがあるので，心拍モニターがされていない場合は短時間（5秒以内）の浅い吸引に留める

■ 評価基準

● 両肺の呼吸音が清明である
● 呼吸数が 40〜60 回/分で安定する
● 心拍数が 120〜160 回/分で安定する

1）生命維持（バイタルサイン）確立への支援

（2）体温調節

■ アセスメントポイント

●**体温は正常範囲内で安定・維持しているか**

・四肢末梢の冷感，チアノーゼはないか

●**熱産生と熱喪失のバランスが維持されているか**

・出生前の胎児情報（発育・発達状態，健康状態など）に体温変動の
　リスクはないか

・新生児の初期体温下降はどの程度か

・代謝に関する胎外生活への適応は良好か

●**体温維持に影響する因子はないか**

・出生直後の新生児は成熟し，健康状態が良好か（p.164 参照）

・児のいる環境・温度（室温，児に触れるリネン類など）は適切か

■ 健康課題

体温調節能力の未熟さにより，低体温を起こしやすい

■ 計　画

●**目　標**　・4つの経路（輻射，対流，伝導，蒸散）による熱喪失を抑
　　　　　　え，低体温にならない

　　　　　・至適温度環境（中性温度環境：新生児が最低の酸素消費
　　　　　　量で体温を維持できる環境温度）で体温を維持すること
　　　　　　ができる

●**具体策** ・出生直後に低体温を起こさない処置をする（熱喪失最少）

　　　　　・児の周囲の環境を適切に調整する（至適温度環境）

　　　　　・新生児の状態の観察

■ 実　施

●出生場所を至適温度環境に保ち，出生直後の新生児の身体の水分（血液，羊水など）をただちに拭き取る

●出生直後の新生児の処置にはラジアントウォーマーを使用する

●新生児に触れる際は手を温める

●新生児に使用する着衣やリネン類，器具類は温かくし，着衣，リネン類が濡れたらただちに取り替える

●新生児を寝かせる際は室内の気流の影響を受ける場所を避ける

●保育環境の室温・湿度を適切にし，保育環境に対応した着衣の選択や枚数の調節を行う

●児の状態に合わせて，1日に1回以上の体温測定を行う（p.174の「体温の観察」参照）

■ 評価基準

●4つの経路（輻射，対流，伝導，蒸散）による熱喪失が抑えられ，低体温を起こさない

●至適温度環境で体温が維持されている

●体温が37.0℃前後で安定する

2) 栄養確保のための哺乳時の支援

■ アセスメントポイント

●**哺乳開始の準備ができているか**

・嘔気・嘔吐は生理的範囲か

・アプガースコア，呼吸数・心拍数は正常範囲か

・チアノーゼの出現部位は生理的範囲か

●**哺乳行動ができるか**

・4つの反射（探索反射，口唇反射，吸啜反射，嚥下反射）を使って
　哺乳ができるか

●**児の哺乳状態に問題はないか**

・哺乳の回数，時間，間隔は適切か

・乳首のくわえ方，吸啜力は良好か

●**哺乳行動に影響する因子はないか**

・出生直後の児は成熟し，健康状態が良好であるか（p.164 参照）

・児に哺乳メカニズムを阻害する外表奇形（口唇裂・口蓋裂，小顎症
　など）や分娩外傷はないか

・児は低血糖のリスク（低出生体重児，巨大児，糖尿病母体児など）
　を有していないか

■ 健康課題

●**哺乳開始の準備ができている**

●**適切な栄養が維持できる**

■ 計　画

● **目　標**　・哺乳を阻害する因子が出現せず哺乳できる
● **具体策**　・初回哺乳開始前には，児の一般状態が良好であることを
　　　　　　　　確認する
　　　　　　・新生児の哺乳欲求に合わせ，まず直接授乳を行う
　　　　　　・何らかの理由により直接授乳ができない，または追加哺
　　　　　　　乳が必要な場合はボトル哺乳を行う
　　　　　　・哺乳中は，吸啜反射，嚥下反射と呼吸の連動，チアノー
　　　　　　　ゼの有無，嘔気・嘔吐の有無を観察する
　　　　　　・児が乳頭混乱を起こさないように，ボトル哺乳は補助的
　　　　　　　な手段とし，児の哺乳速度に合った乳首を選択する
　　　　　　・児に必要な哺乳量が摂取できているか，哺乳回数，時間，
　　　　　　　間隔，体重減少率，排泄量を観察する

■ 実　施

● 授乳時の支援　▶▶ p.123〜133
● ボトル哺乳時の支援　▶▶ p.190

■ 評価基準

● 哺乳を阻害する因子がなく，哺乳が円滑に行われている
● 生理的範囲を逸脱する嘔気，嘔吐が出現しない

▶▶ ボトル哺乳時の支援

●準　備
・温めたミルク，哺乳瓶，児の吸啜力に応じた穴の乳首，ガーゼハンカチ

●方　法
①哺乳前におむつ交換をする
②用意したミルクを授乳者の前腕に 2〜3 滴ほど滴下し，適温かどうかを確認する
③児の胸元（顎の下）にガーゼをあてる
④児を胸に抱き，乳首で口唇を刺激し（探索反射），児が口を開けたら乳首を舌の上に挿入し，口唇反射（捕捉反射）があることを確認する

　　・乳首に空気が入らないように哺乳瓶のミルクを口元まで満たす
　　・哺乳中にチアノーゼがみられた場合は哺乳を中止し，呼吸を促す
　　・哺乳中に嘔気，嘔吐がみられた場合は，哺乳を中止する
⑤哺乳時は児と目線を合わせる
⑥哺乳後は排気をさせ，溢乳や吐乳の有無を観察する

3）排泄機能確立のための支援

■ アセスメントポイント

● 生後 24 時間以内に排尿・排便を開始し，性状に問題はないか

・出生前の胎児情報（発育・発達状態，健康状態など）に排泄機能獲得上のリスクがないか

● 生後 24 時間以降の排泄機能に関する胎外生活への適応は良好か（p.165 参照）

● 排泄機能に影響する因子はないか

・出生直後の新生児は成熟し，健康状態が良好か（p.164 参照）

・排泄器官に外表奇形（消化管閉塞，尿路奇形など）や障害（ヒルシュスプルング病，尿路疾患など）はないか

・至適温度環境で新生児の体温維持が図られているか

・不感蒸泄量が亢進していないか（発熱，運動，ラジアントウォーマーの使用，光線療法施行）

■ 健康課題

● 生理的な腎機能の未熟さにより脱水状態を起こす可能性がある

● 消化器系機能の未熟さにより胎便の貯留が起こる可能性がある

■ 計 画

● 目 標 ・生後 24 時間以内に排尿，排便がみられる

　　　　・脱水症状を起こさない

　　　　・生後日数に応じた便性の変化がみられる

表4-9　新生児の便性の変化

生後日数	便の種類	特　徴
出生〜2日まで	胎便	暗緑色，粘稠，無臭
3，4日	移行便	普通便と胎便の混合便
それ以降	普通便（乳便）	黄金色泥状，3〜4回/日. 母乳栄養児の便は軟らかく 弱い酸臭があり，人工栄養 児の便は硬く便臭がある

●**具体策**　・初回排尿の時間，尿の量，性状を観察する（尿は無色ま
　　　　　　　たは淡黄色透明で6〜8回/日.尿酸の結晶により一時的
　　　　　　　にレンガ色になることがある）

　　　　　・初回排便の時間，便の量，性状を観察する（**表4-9**）

　　　　　・生後早期からの授乳，頻回授乳，児の腹部マッサージに
　　　　　　より胎便の排出を図る

　　　　　・腸動音を聴取し，1日以上排便がみられなければ腹部の
　　　　　　マッサージや綿棒による肛門刺激を行う

　　　　　・児の排泄量，不感蒸泄量を考慮して，児の状態に応じた
　　　　　　哺乳量を与える

　　　　　・環境を整える

■ 実　施

●おむつ交換　▶▶ p.143〜144

■ 評価基準

●生後24時間以内に初回排尿・初回排便がみられる

●生後日数に応じた尿の回数，性状である

●生後日数に応じた便の回数，性状である

4) 感染防止のための支援

■ アセスメントポイント

- **感染源はないか**
- ・感染の原因となる菌を保有している人や物はないか
- **児に触れる人（母親および医療者など）の手指の清潔は保たれているか**
- **児に使用する物品の消毒はできているか**
- **室内は清潔に保たれているか**
- **児の一般状態は良好か**

■ 健康課題

新生児は免疫能が低く，易感染状態にある

■ 計　画

- **目　標**・水平感染が起こらない
- **具体策**・母親および医療者の手指の清潔を保つ
  - ・児に使用する物品の清潔を保つ
  - ・児のいる場所（新生児室や褥室）の清潔を保つ
  - ・面会者の制限（面会者は原則として両親に限り，風邪などの感染リスクのある場合は面会を控えてもらう）
  - ・細菌感染による眼炎予防のために抗菌薬を点眼する
  - ・児の一般状態，感染徴候（活気，皮膚色，哺乳力低下，無呼吸，発熱または低体温，腹部膨満，嘔吐，黄疸，易刺激性など）の観察を行う

■ 実　施

● 手指の衛生（手洗い・手指消毒）　▶▶ p.195〜196
・児に触れる前に，石けんを使用し流水で手洗いを行う
・一処置一手洗いを徹底する（特におむつ交換後，授乳前）
・1人の児の処置後，そのままの手や手袋で別の児に触れない

● 器具・リネンの消毒
・児に直接使用する体温計，聴診器，メジャーなどは使用前後でアルコール消毒する
・シーツ，タオル類は消毒したものに毎日交換する
・使用した沐浴槽は，浴室用洗剤（イソジン，逆性石けんなどの消毒剤）で洗浄し，十分に乾燥させる．浴槽の清掃に使用した物品も，洗浄後に十分乾燥させる

● 処置時の感染対策
・観察やケアは原則として各自のコット上で行う．共同の処置台や体重計などの使用時は清潔なタオルなどを敷き，児ごとに交換する

● 室内環境の整備
・床は最低1日1回，新生児室専用のモップなどにより0.05％ヒビテン液などの消毒液で清拭する
・物品は床から20cm以上高いところに置き，コード類は床につかないようまとめる
・空調は細菌フィルターを通した清潔な空気が循環するようにする

● 抗菌薬の点眼
・生後30分以内に行う
・手洗いをした後，眼脂，眼瞼結膜の充血の有無を観察する
・眼瞼を滅菌綿で清拭した後，母指と示指で眼を十分に開き，左右の下眼瞼結膜に1滴ずつ点眼し，滅菌綿で拭く

■ 評価基準

新生児に発熱や感染徴候の出現がみられない

▶▶ 手指の衛生

・新生児室における手指の衛生には，「手洗い」（衛生学的手洗い：普通石けんと水を用い，手指から汚れと皮膚表面に存在する一過性微生物叢を除去する）と，「手指消毒」（消毒薬，またはアルコール＋消毒剤を用いて一過性細菌叢を殺菌する）があり，手指の汚染の状況により使い分ける

● **手洗い（衛生学的手洗い）**

・**使用物品**：液状の石けん（固形石けんを清潔に保つことは難しい），ペーパータオル

・**方　法**：図4-9に示す

● **手指消毒**

・**使用物品**：速乾性手指消毒剤，擦式消毒用アルコール製剤

・**方　法**：①～⑤のように行う

①メーカーの推奨する量の薬液を手掌にとり，手掌を擦る

②指の間を擦る．指の根元，指先，爪の部分も忘れずに擦る

③手の甲を擦る

④片方の手で，もう片方の親指をねじるように擦る

⑤手を自然乾燥させて終了する

● **注意点**

・液状石けんの継ぎ足しはせず，ボトルごと交換する

・手洗い・手指消毒した後の手で，無意識に自分の顔，髪などに触れ，不潔にする行為を行わない

・頻回の手洗いは刺激性接触皮膚炎（正常の皮膚と比較して黄色ブ

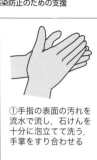

①手指の表面の汚れを
流水で流し, 石けんを
十分に泡立てて洗う.
手掌をすり合わせる

②右手掌を左手背に
のせてすり合わせ,
反対の手の組み合わ
せでも行う

③指を組み合わせ, 手
掌と手掌をすり合わせ
る

④反対の手掌で爪ま
でこする. 指先を組
み, 爪先まで擦る

⑤母指を反対の手で
握るようにして擦る

⑥指腹を手掌の中央
で円を描くように擦
る

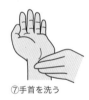

⑦手首を洗う

⑧流水の中で, もみ洗
いをしながら石けんを
完全に洗い流す

図4-9　衛生学的手洗い

①～⑧までを少なくとも15秒間かけて行い, 特に洗い残しの多い指先, 指間を十分
に洗う.

（溝口満子, 他：無菌的操作, 消毒・滅菌.「基礎看護技術―臨地実習での学習展開」.
p.52, 医歯薬出版, 1999をもとに作成）

ドウ球菌などの細菌を保菌しやすい）を起こしやすくするため,

手荒れ防止のハンドケアを怠らない

5）正常から逸脱した新生児への支援

(1) 低出生体重児

■ アセスメントポイント

●低出生体重で生まれてきた原因は何か

・おもに妊娠初期から発症し，児の疾患が原因（体重，身長，頭囲が一様に在胎週数に比して小さく，体形は均整がとれている）

　・染色体異常

　・胎内感染症

　・先天性奇形

・おもに妊娠後半から発症し，母体合併疾患など子宮・胎盤系の機能異常による子宮内栄養不足が原因（身長，頭囲は週数相当であるが体重のみ低く，頭の大きい痩せた体形）

　・母体合併疾患：妊娠高血圧症候群，重症貧血，子宮奇形

　・母体の喫煙，飲酒，薬物使用，母の痩せ願望

　・多胎

　・胎盤機能不全

・早産

●児の状態・成熟度はどうか

・身体諸計測，バイタルサインは正常範囲か

・原始反射はみられるか

・意識状態（刺激への反応，意識レベル）はどうか

・成熟度はどうか：在胎週数評価にみられる身体的特徴の成熟時期（**図4-10**），神経学的所見・外表所見（Dubowitz法，New Ballard法，p.181～182の**表4-8**参照）

在胎週数（週）

項目		25	26	27	28	29	30	31	32	33	34	35	36	37	38	39	40	41	42
眼瞼		融合		開く															
皮膚	きめ	ゼラチン様			平滑		厚い												
	色調	薄い暗赤色				全身ピンク色						蒼白ピンク色			全身蒼白		落屑		
	うぶ毛	全身							顔にはない					肩のみ			なし		
	足底のしわ	なし							前方に1～2本			前2/3にあり				踵まであり			
耳	耳介の型	平ら								少し巻き込む				上2/3に巻き込む		全体に巻き込み			
	軟骨	なし								薄い			厚い		耳介縁まで				
	はねかえり	なし									遅い		遅い			ただちに			
乳房	乳腺組織	触れない									かろうじてわかる								
	乳頭											盛り上がっている		1～2mm大			6～7mm大		
外性器	男児 陰嚢					数本のしわ							前方にしわ				全体にしわ		
	睾丸					鼠径管内							陰嚢上部				陰嚢下部		
	女児	陰核突出、大陰唇は小さい															小陰唇および陰核は覆われる		

図 4-10 在胎週数評価にみられる身体的特徴の成熟時期
（竹内 徹監訳：臨床新生児学. p.137, 永井書店, 1989 をもとに作図）

● 低出生体重児にみられる生理学的反応や不適応状態の程度はどうか

・体温調節機能，呼吸調節機能

・胎児循環から新生児循環への変換

・中枢神経機能

・消化・吸収機能

・感染免疫機能

・ビリルビン代謝

● 家族は低出生体重児であることを受け入れているか

■ 健康課題

● 身体機能の未熟性に関連した異常の危険性がある

● 長期母子分離により両親が不安に陥る可能性がある

■ 計 画

● 目 標 ・身体機能の未熟性に関連した異常が起こらない

・母親および家族が児の状況を受けとめ，積極的に育児に参加できる

● 具体策 ・至適温度環境を保つ

・身体・環境を清潔に保ち，清潔操作を確実に行う

・医師の指示により，クベース管理，輸液管理，抗菌薬投与，酸素投与を行う

・in-out バランスに気をつける

・ディベロップメンタルケア*を行う

＊：ハイリスク新生児に対して，外的ストレスを最小限にした環境のもとで成長や発達を促すことを目的としたケア

■ 実 施

●新生児の観察を行う

・バイタルサインの観察

- ・体温，呼吸状態，心拍

・全身状態の観察

- ・活気の有無，腹部膨満，腸蠕動音，皮膚・大泉門・臍部の状態
- ・黄疸，低血糖，チアノーゼ，浮腫の有無と部位・程度
- ・筋肉の緊張性，振戦，けいれんの有無
- ・体重の増減
- ・便・尿の回数と性状

・栄養摂取状態の観察

- ・吸啜力，嚥下力，哺乳力，哺乳量
- ・嘔吐の有無と性状

●新生児の状況に応じてモニターおよび検査データを確認・把握する

- ・胸部・腹部 X 線
- ・マイクロバブルテスト
- ・心エコー，心電図
- ・細菌検査
- ・血液ガス（SpO_2）
- ・血液検査データ：白血球数（WBC），C 反応性蛋白（CRP），血糖値（BS），ナトリウム（Na），カリウム（K），クロム（Cr），尿素窒素（BUN），カルシウム（Ca），クロール（Cl），総ビリルビン（T-Bil），直接ビリルビン（D-Bil）など

●至適温度環境を保つ

- ・コット収容の場合は，冷たい壁ぎわにコットを置かない
- ・クベース収容の場合は，窓を長時間開けない．児に使用する物品や医療者の手を温める

- ●ディベロップメンタルケアを行う
- ・音や光刺激などの環境の調整，ポジショニング，タッチング，カンガルーケアを実施する
- ●児の状況に応じて，早期授乳や直接授乳，または搾乳により母乳栄養が確保できるように支援する
- ●母親および家族に対して，児の状態や治療方針についての説明を行う
- ●母親に対して，母乳の分泌を促すケア，搾乳方法の指導を行う

■ 評価基準

- ●至適環境温度が保たれ，低体温が起こらない
- ●呼吸障害が起こらない
- ●胎児循環遺残が改善する
- ●消化機能を正常に保つことができる
- ●代謝系のバランスを保つことができる
- ●感染が起こらない
- ●母親および家族が新生児の状況を理解できる
- ●母親および家族が新生児の状況に合わせた育児参加ができる
- ●栄養の確立ができる
- ●低血糖症状が起こらない

5）正常から逸脱した新生児への支援

（2）高ビリルビン血症児

■ アセスメントポイント

●黄疸の原因は何か

・溶血性疾患（胎児母体間血液型不適合，遺伝性疾患，薬剤による溶血）

・血管外の血液（点状出血，頭血腫，母体血の嚥下）

・多血症

・腸肝循環の異常（腸の機械的閉鎖，腸蠕動の減少）

・出生前・後の感染

・母体糖尿病

・早産

●バイタルサイン，一般状態は正常範囲を逸脱していないか

・哺乳力，活気，嘔吐，腹部膨満，排尿・排便の状態，体重

●皮膚・眼球黄染の状態（出現時期，程度，進行部位）はどうか

●経皮的ビリルビン測定値は正常を逸脱していないか

●検査データは正常から逸脱していないか

・臍帯血データ：血算（CBC），C反応性蛋白（CRP），血液型，総ビリルビン（T-Bil），直接ビリルビン（D-Bil）など

・血液データ：T-Bil，D-Bil，CBC，CRP，血糖値（BS），血清総蛋白（TP），クームス，IgMなど

●核黄疸の初期症状はみられないか

・傾眠，反射の減弱，甲高い泣き声，後弓反張，筋緊張の低下，易刺激性，反射亢進

●出血傾向はないか

・貧血症状，出血斑，頭血腫の増大など

●大泉門に陥没はみられないか

●低血糖・低体温・感染など，ビリルビンとアルブミンの結合を阻害する因子はないか

■ 健康課題

●高ビリルビン血症により核黄疸を発症する可能性がある

●治療に伴い副作用出現の可能性がある

●治療により両親が不安に陥る可能性がある

■ 計　画

●目　標　・黄疸の観察・治療が適切に行われることにより，核黄疸を予防する

　　　　・副作用が出現せずに治療を受けることができる

　　　　・両親が病状や治療内容をスムーズに受けとめるとともに，不安を軽減できる

●具体策　・出生時の状況を把握する（妊娠経過，在胎週数，分娩経過，出生時体重など）

　　　　・黄疸の程度を観察する（皮膚・眼球結膜黄染の程度・期間，血清ビリルビン値の経時的変化，経皮的ビリルビン濃度の変化など）

　　　　・血清ビリルビン値が基準値をこえる場合は，光線療法を行う（光線療法開始の適応基準は p.177〜178 参照）

　　　　・児の現在の状態，治療内容，今後の見通しについて，母親や家族に説明する

■ 実　施

●児の状態の確認と観察

・バイタルサイン，体熱感，発汗の有無，皮膚乾燥の有無・程度，黄疸の程度，水分出納，体重の増減，便や尿の排泄状態，眼脂の有無について観察する

●光線療法　▶▶ p.204（下記）

●母親と家族の不安が軽減するように対応する

■ 評価基準

●24 時間後の血清ビリルビン値に低下がみられる

●副作用の出現が最小限にとどまり，治療の休止とともに軽快する

●母親および家族が病状や治療内容について理解できる

▶▶ 光線療法

●準　備

・クベース内の温・湿度の調整をする

・バイタルサイン測定，体重測定をする

・眼脂の有無を観察する

・母親および家族に対し，児の状態や光線療法について説明する

●必要物品（スタンド型光線療法器の場合）

・光線療法器（最近は副作用の少ないグリーンライトがよく使用されている），クベース，アイマスク，おむつ，光遮断カバー

●手　順

①児をクベースまたはラジアントウォーマーに収容し，性腺保護のため，おむつのみの着用とする

・おむつはなるべく覆う範囲の小さいものとする

②網膜を光から保護するため，児にアイマスクを装着する

・アイマスクがずれて光が入ったり，鼻呼吸を妨げたりしないよう固定を確認する

・アイマスク装着による眼脂の発生が起こらないよう定期的に観察し，1日1回はアイマスクを交換する

③効果を高めるため，光源と児の距離が 40〜50 cm となるようスタンドの高さを調節する

・スタンド周囲に光遮断用のカバーをして，他児や医療者への影響を防ぐ

④照射を行う

・光線療法中は保育器内の温度が上昇しやすいため，適宜，温度・湿度の調節を行う

・輻射熱の発生による体温上昇に注意し，時間を決めて体温測定を行う

・照射は連続して行い，全身に照射するため定期的に体位変換を行う（腹臥位は乳幼児突然死症候群の原因にもなるので注意する）

・授乳は通常どおり行い，授乳時は児のアイマスクをはずし，着衣させて行う（中断は最小限とする）

・不感蒸泄が亢進するため水分補給に留意し，水分出納，体重減少に注意する．必要であれば水分摂取量を1日あたり10〜20 mL/kg 増やし，脱水を予防する

⑤効果を確認する

・尿や便の性状を観察し，光線療法の効果としてのビリルビンが排泄されていることを観察する（便は軟便となり回数が増え，濃い茶色，黒緑色になる．尿は回数が増え，色は褐色や黄色に変化する）

・治療時間は1クール24時間であり，治療を中断するとビリルビン値が上昇するため，24時間後リバウンド（再上昇）がないことを確認する

・光線療法を行うと，皮膚の色からは黄疸を判断できないので，光線
療法の継続・中止は，必ず採血によって血液中のビリルビン値を確
認したうえで判断する

⑥母親や家族への説明を行う

・黄疸の原因，今後の治療方針，光線療法について医師からの説明を
補足し，不安が軽減するよう働きかける

・状況によっては母親が児より先に退院するケースもあるため，母乳
分泌を維持できるように搾乳指導や面会時間の調整をする

●留意点

・便性の変化に伴い排便回数が増え，殿部発赤が起こりやすいため，
保清に留意する

・光線療法に伴う副作用（発熱，一過性の発疹，緑色軟便，尿の黄色
調増強，不感蒸泄の増加）が出現するが，光線療法の休止とともに
軽快する

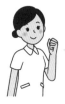

黄疸がどのくらい強く出るかは，母親・児の
経過や情報からある程度予測できます．
アセスメントポイントに沿ってていねいに
観察し，病的黄疸の早期発見・早期治療により
重症化を防ぎましょう！

▶▶ 妊娠・分娩・産褥期の妊産婦のおもな検査項目

検査項目	基準値	望ましい検査時期	備 考
バイタルサイン			
血圧	収縮期血圧 140 mmHg 未満 拡張期血圧 90 mmHg 未満	妊婦健診時 分娩入院時 分娩経過中 産褥期	妊娠高血圧症候群の早期発見・早期対処のため重要である．合併症がある場合は産褥期も継続観察
心拍数	80〜90 台/分 （妊娠中期・後期）	妊婦健診時	妊娠中は循環血漿量が増加し，心負荷が増大する
血液検査			
赤血球数	380 万/μL 程度	妊娠初期・中期・後期 産褥期	おもに貧血のスクリーニング（妊娠中の血液は生理的に希釈された状態であり，貧血になりやすい） 赤血球数や Hb 値は産褥1〜4 日目に最低値になる
白血球数	5,000〜15,000/μL 程度		
血色素量 （ヘモグロビン；Hb）	11.0 g/dL 以上		
ヘマトクリット (Ht)	33%以上		
血小板数	15〜30 万/μL	妊娠後期 分娩時	HELLP 症候群，DIC 発症の予知および診断*
尿検査			
尿蛋白	定性：陰性 定量：200 mg/日以下	妊婦健診時 産褥期	妊娠高血圧症候群の検査では血圧にも注意する．産褥3 日目以降の蛋白尿は妊娠高血圧症候群後遺症や尿路感染症を考える
尿糖	定性：陰性	妊婦健診時	異常があれば血糖検査やブドウ糖負荷試験を行う
ケトン体	(−)	妊娠初期	重症妊娠悪阻では陽性を示す

* HELLP 症候群は Hemolysis（溶血），Elevated Liver enzyme（肝酵素上昇），Low Platelets（血小板減少）を 3 主徴とする症候群，DIC は播種性血管内凝固症候群.

▶▶ 新生児のおもな検査項目

検査項目	基準値	備　考
経皮ビリルビン	15 mg/dL 以下	黄疸計による血清ビリルビン値の推定値である 生後 24 時間以内に発現した早発黄疸，遷延性黄疸，黄疸計で 15 mg/dL 以上を呈した場合は，血清ビリルビン値を測定する
血液検査		
血清ビリルビン	正期産児 15 mg/dL 以下 早産児 12 mg/dL 以下	ヒールカットによる毛細血管採血法がよく用いられる．生理的黄疸は生後 4〜5 日がピークとなる
血糖	成熟児 50〜125 mg/dL 低血糖 <20 mg/dL （出生後 72 時間以内） <40 mg/dL （出生後 72 時間以降） 高血糖 >150 mg/dL	低血糖を起こしやすい低出生体重児，早産児，母体糖尿病児，巨大児等に対して行われることが多い 高血糖は，新生児では発生頻度は低い
血液ガス	pH 7.24 以上 （臍帯動脈）	臍帯動脈の採血は，胎児機能不全の診断として用いられる

新生児マススクリーニングのおもな対象疾患	
以下の先天性代謝異常症を発見するための検査．検査料は公的負担となっている．児の哺乳量が安定してきた生後 5 日前後にヒールカットにより採血する	
アミノ酸代謝異常症	フェニルケトン尿症/メープルシロップ尿症/ホモシスチン尿症/シトルリン血症 I 型/アルギニノコハク酸尿症
有機酸代謝異常症	メチルマロン酸血症/プロピオン酸血症/イソ吉草酸血症/メチルクロトニルグリシン尿症/ヒドロキシメチルグルタル酸血症/複合カルボキシラーゼ欠損症/グルタル酸血症 1 型
脂肪酸代謝異常症	中鎖アシル CoA 脱水素酵素欠損症/極長鎖アシル CoA 脱水素酵素欠損症/三頭酵素・長鎖 3-ヒドロキシアシル CoA 脱水素酵素欠損症/カルニチンパルミトイルトランスフェラーゼ-1 欠損症
糖代謝異常症	ガラクトース血症
内分泌疾患	先天性甲状腺機能低下症（クレチン症）/先天性副腎過形成症

参考文献

I 妊娠期

1) 村本淳子, 他編：母性看護学Ⅰ　妊娠・分娩　第2版, 医歯薬出版, 2006.
2) 日本産科婦人科学会編：産婦人科研修の必修知識 2016-2018. 日本産科婦人科学会, 2016.
3) 厚生労働省：妊娠前からはじめる妊産婦のための食生活指針　解説要領. 令和3年3月, 厚生労働省, 2021.
4) 竹村秀雄編著：助産師外来で役立つ超音波検査ガイドブック. メディカ出版, 2005.
5) 日本超音波医学会用語診断基準委員会：超音波胎児計測の標準化と日本人の基準値. 超音波医学, 30 (3)：415-430, 2003.
6) 松田尚美, 他：胎児心拍数図の判定. 周産期医学, 37 (3)：301-304, 2007.
7) 藤森敬也, 他：NST の判定と対応. 周産期医学, 37 (3)：341-344, 2007.
8) 村越　毅：NST 施行基準と実施上の注意点. 周産期医学, 37 (3)：345-348, 2007.
9) 島田信宏：胎児心拍数モニタリング. 改訂第3版, 東京医学社, 2004.
10) 横尾京子, 他編：母性看護学―母性看護実践の基本. メディカ出版, 2007.
11) 横尾京子, 他編：母性看護学―母性看護技術. メディカ出版, 2007.
12) 嶋崎千春, 他編：看護過程にそったポケッタブルマニュアル　母性看護. 医歯薬出版, 1991.
13) NPO 法人日本ラクテーション・コンサルタント協会編：母乳育児支援スタンダード. 医学書院, 2007.
14) 橋本武夫監訳：UNICEF/WHO　母乳育児支援ガイド. 医学書院, 2003.
15) 日本産婦人科医会編：妊産婦メンタルヘルスケアマニュアル. p.92, 日本産婦人科医会, 2017.
16) 吉田敬子：育児機能低下と乳児虐待の評価パッケージの作成と, それを利用した助産師と保健師による母親への介入のための教育と普及：平成16年度-18年度総合研究報告書：厚生労働科学研究費補助金子ども家庭総合研究事業. p.18, 2007.
17) 吉田敬子, 山下　洋, 鈴宮寛子：産後の母親と家族のメンタルヘルス　自己記入式質問票を活用した育児支援マニュアル. 母子保健事業団, p.12, 2005.
18) 日本周産期メンタルヘルス学会：周産期メンタルヘルスコンセンサスガイド 2017. 日本周産期メンタルヘルス学会, 2017.
19) 日本妊娠高血圧学会, 日本産科婦人科学会：妊娠高血圧症候群新定義・臨床分類. http://www.jsshp.jp/journal/pdf/20180625_teigi_

kaiteian.pdf（2021/4/1 アクセス）
20）厚生労働省：日本人の食事摂取基準 2020 年版．厚生労働省，2020．
21）日本糖尿病・妊娠学会：妊娠中の糖代謝異常と診断基準の統一化について．糖尿病と妊娠，15（1），2015．

II 分娩期

1）新道幸惠編：新体系看護学全書 第 33 巻 母性看護学 2 妊婦・産婦・褥婦・新生児の看護．第 2 版，p.110，メヂカルフレンド社，2007．
2）日本超音波医学会用語診断基準委員会：超音波胎児計測の標準化と日本人の基準値．超音波医学，30（3）：429，2003．
3）町浦美智子編：助産師基礎教育テキスト 2020 年版 第 5 巻 分娩期の診断とケア．日本看護協会出版会，2020．
4）有森直子編：母性看護学 II．第 2 版，p.153，医歯薬出版，2020．
5）岡村州博，他：胎児心拍数図の用語及び定義検討小委員会報告．日本産婦人科学会誌，55：1205-1216，2003．
6）村本淳子，他編：母性看護学 I 妊娠・分娩 第 2 版，p.221，医歯薬出版，2006．
7）日本産科婦人科学会編：産婦人科研修の必修知識 2016-2018．p.297，日本産科婦人科学会，2016．
8）岡 有美，他：立ち会い分娩における夫の心理─分娩経過における場面ごとの振り返りを通しての分析─．北里看護学誌，8（1）：18-29，2006．
9）村越 毅：図表でわかる無痛分娩プラクティスガイド，pp.90-99，メジカルビュー社，2018．
10）日本助産学会：エビデンスに基づく助産ガイドライン─妊娠期・分娩期・産褥期 2020．pp.117-118，日本助産学会，2020．
11）前掲 3）p.68，154．
12）前掲 3）p.205．
13）立岡弓子監修：新訂版 周産期ケアマニュアル．第 2 版，p.184，サイオ出版，2013．
14）日本周産期・新生児医学会，他：「早期母子接触」実施の留意点．2012．
15）日本産科婦人科学会，他：産科危機的出血への対応指針．2017．

III 産褥期

1）中田真木：膀胱・尿道の変化とマイナートラブル．ペリネイタルケア，26（6）：578-581，2007．
2）今中基晴，他：産褥復古に伴うマイナートラブル．ペリネイタルケア，26（6）：594-600，2007．
3）室之園悦雄：悪心・嘔吐．産科と婦人科，70（11）：1609-1612，2003．
4）有森直子編：母性看護学 II．第 2 版，医歯薬出版，2020．
5）和田サヨ子：褥婦へのバックケアをとおして学ぶ母性看護学．看護展望，

　　　　27（8）：936-943，2002.

6 ）Caplan G：An approach to community mental health. Grune & Stratton, 1961./加藤正明監修：地域精神衛生の理論と実際. pp.62-63, 医学書院, 1984.

7 ）Rubin R：Puerperal Change. Nursing Outlook, 9（12）：753-755, 1961.

8 ）NPO 法人日本ラクテーション・コンサルタント協会編：母乳育児支援スタンダード. p.168, 医学書院, 2007.

9 ）前掲8）　pp.177-178.

10）前掲8）　pp.179-182.

11）前掲8）　pp.261-263.

12）根津八紘：乳房管理学. pp.71-82, 諏訪メディカルサービス, 1991.

13）Klaus MH, et al：Bonding：Building the foundations of secure attachment and independence. Da Capo Lifelong Books, 1995/竹内　徹訳：親と子のきずなはどうつくられるか. pp.84-89, 医学書院, 2001.

14）Rubin R：The neonatal period. Current Concepts in Clinical Nursing. Bergersen B et al eds, pp.388-389, CV Mosby Co, 1967.

15）東野妙子，他：マニュアルを活用した「出産体験の振り返り」の分析. 聖母女子短期大学紀要, 16：13-24, 2003.

16）東野妙子，他：出産体験の振り返りによる陣痛体験の分析. 母性衛生, 45（4）：503-511, 2005.

17）東野妙子，他：産褥早期の褥婦のグループによる出産体験の振り返りの分析. 母性衛生, 47（1）：205-213, 2006.

18）鈴木由美子，他：出産の振り返りに関する文献検討. 日本助産学会誌, 32（1）：3-14, 2018.

19）東野妙子：バースレビューの方法. ペリネイタルケア, 25（8）：761-765, 2006.

20）Cox JL et al：Detection of postnatal depression, Development of the 10-item Edinburgh postnatal depression scale. British Journal of Psychiatry, 150, 782-786, 1987.

21）日本産婦人科医会編：妊産婦メンタルヘルスケアマニュアル. p.94, 日本産婦人科医会, 2017.

22）Yoshida K, Yamashita H, Conroy S, Marks MN & Kumar C：A Japanese version of Mother-to-Infant Bonding Scale：factor structure, longitudinal changes and links with maternal mood during the early postnatal period in Japanese mothers. Archives of Women's Mental Health, 15（5）：343-352, 2012.

23）鈴宮寛子，山下　洋，吉田敬子：出産後の母親にみられる抑うつ感情とボンディング障害. 精神科診断学, 14（1）：49-57, 2003.

24）関　博之，他：妊娠高血圧症候群 update. 周産期医学, 49（10）：2019.

25）大石舞香，他：産後の管理. ペリネイタルケア, 39（5）：500-503, 2020.

26）日本糖尿病学会：糖尿病診療ガイドライン 2019．pp.283-304，南江堂，2019．

27）安日一郎：母乳哺育と産後早期の体重管理による糖尿病発症予防効果，助産雑誌，74（4）：268-274，2020．

28）MFICU（周産期医療）連絡協議会：MFICU 母体・胎児 ICU マニュアル．メディカ出版，2008．

IV　新生児期

1 ）奥山和男編：新生児の診療と検査．改訂第 2 版，p.157，東京医学社，1989．

2 ）杉本　徹監修：最新 NICU マニュアル．改訂第 3 版，pp.100-101，診断と治療社，2005．

3 ）前掲 2 ）　p.236．

4 ）荒堀仁美：正期産児のベーシックケア　出生〜1 カ月健診まで．with NEO，32（2）：175-175，2019．

5 ）森岡一朗：黄疸の病態と臨床．「新生児学入門」．仁志田博司編，第 5 版，p.292，医学書院，2018．

6 ）日本蘇生協議会：新生児蘇生アルゴリズム．「JRC 蘇生ガイドライン 2020」．医学書院，2021．

7 ）厚生労働統計協会：国民衛生の動向 2019／2020．厚生労働統計協会，2019．

8 ）井村総一：新生児黄疸の治療　光線療法の適応基準と副作用の防止．日本臨床，43：1741-1748，1985．

9 ）杉本　徹，長谷川　功：総ビリルビン濃度による光線療法，交換輸血の適応基準．「最新 NICU マニュアル」．改訂第 3 版，p.100，診断と治療社，2005．

10）長谷川　功：最新 NICU マニュアル．改訂第 3 版，p.236，診断と治療社，2005．

11）溝口満子，他：無菌的操作，消毒・滅菌．「基礎看護技術—臨地実習での学習展開」．p.52，医歯薬出版，1999．

12）竹内　徹監訳：臨床新生児学．p.137，永井書店，1989．

13）大城　誠：新生児感染管理なるほど Q & A．Neonatal Care 春季増刊．pp.122-125，pp.136-140，メディカ出版，2014．

14）岡田　仁：黄疸のスクリーニング．周産期医学，50（12）：2024-2027，2020．

ナーシング・ポケットマニュアル
母性看護　第2版　　　　ISBN978-4-263-23973-5

2008年9月10日	第1版第1刷発行
2019年3月25日	第1版第10刷発行
2021年9月10日	第2版第1刷発行
2023年1月10日	第2版第2刷発行

編著者　村　本　淳　子

﨑　山　貴　代

発行者　白　石　泰　夫

発行所　医歯薬出版株式会社

〒113-8612　東京都文京区本駒込1-7-10
TEL. (03)5395-7618(編集)・7616(販売)
FAX. (03)5395-7609(編集)・8563(販売)
https://www.ishiyaku.co.jp/
郵便振替番号 00190-5-13816

乱丁，落丁の際はお取り替えいたします　　印刷・三報社印刷／製本・榎本製本